健康落語シリーズ

ストレス軽減に効く落語

厩火事
芝浜
大工調べ
錦の袈裟
らくだ
たがや
宿屋の富
転失気
子ほめ
たらちね

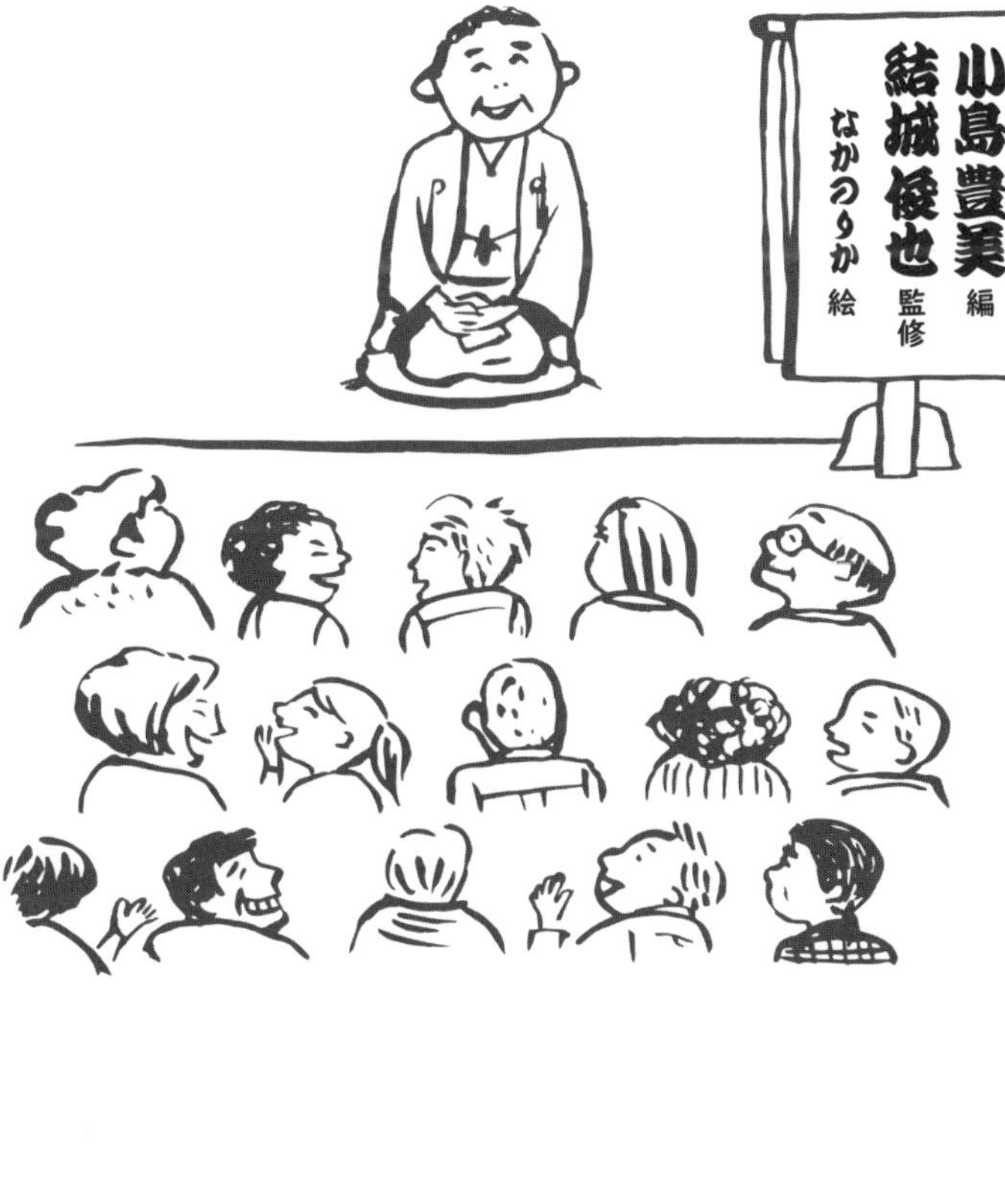

日外アソシエーツ

カバーイラスト・デザイン：なかの りか

はじめに

現在、落語界は活況を呈しています。人気落語家の独演会はチケット入手が難しく、各地の文化会館などでも盛んに落語会が催されています。私自身も演芸評論家であった父・小島貞二が平成十三年に始めた落語会「寄席清華亭」（千葉県市川市）を引き継ぎ今も運営にあたっています。定員五十名ほどの小さな落語会ですが、いつも満員になります。大きなホールでの落語会もそれはそれでいいのですが、近所の会館の畳敷きの広間に人々が肩寄せ合って集い、いっとき日常を忘れ落語の世界に浸る、というのもいいものだと感じています。こういう気軽さも落語人気を支えている一つの要因ではないでしょうか。そして参加されている方々の元気なことには驚かされます。ほがらかに笑われている姿を見ると、「笑い」はやはり健康にいいのだなと改めて実感します。

本書は読む落語として「厩火事」「芝浜」「大工調べ」「錦の袈裟」「らくだ」「たがや」「宿屋の富」「転失気」「子ほめ」「たらちね」の十編を

収録しています。どの噺も長い年月、様々な落語家が工夫をこらし演じてきたものです。時代や生活様式が変化したことによって現代と異なる部分がありますが、そういったことを乗り越えて楽しめるものです。また本書では活字を大きく組み、読みやすくしています。黙読もいいのですが、声に出して読んでみるのも楽しいでしょう。

本書編集にあたっては専門理学療法士で、各地の図書館で健康講座を行われている結城俊也さんに監修をお願いしました。『なぜ落語はストレス軽減につながるのか』という解説も執筆いただきました。漠然と「落語はからだにいい」と思っていることについて根拠を示しつつ解説していただいています。

また、なかのりかさんに楽しい絵を描いていただきました。彼女は臨床美術の活動もしていて、落語と健康という本書のコンセプトについて共感してくれました。

そして本書によって落語に興味を持っていただいた方に、よりどっぷり落語の世界に浸かっていただきたい、という思いで『落語の符牒（スラング）』『サゲについての一考察』を書き下ろしました。

昭和が終わり、平成が終わろうとしています。時代は変われども落語の世界の住人である、八、熊、与太郎たちへの親愛の気持ちは変わらないでしょう。というか、地域の交流や人と人との関わりが希薄になっていくにつけ、あの濃厚な人づきあいに対する憧れの気持ちは深まるかも知れません。扇子と手ぬぐい、そして話芸で私たちをその世界に連れて行ってくれる落語の魅力もあせることはないでしょう。

小島　豊美

目次

なぜ落語がストレス軽減につながるのか

結城　俊也

「落語が健康に良い」と言われると奇異に感じる方もいるかもしれません。しかしさまざまな研究の結果では、落語は〈大脳活性化の効果〉など様々な良いことがあると報告されています。また落語で笑う、ほろりとすることは〈ストレス軽減に役立つ〉と言われています。ここではこの本を手に取られた方がより健やかに過ごされることを祈りつつ、「落語が健康に良い」理由のうち、主にストレス軽減について解説いたします。

○大脳活性化の効果

テレビで観るコントよりも、落語を読むほうが想像力を駆使することにつながると言われています。落語を読むとは、文字を読む（後頭葉）、こころの声を聞く（側頭葉）、そして情報を統合して頭の中で落語の世界の情景を展開する（前頭葉）といったように脳をフル活動させる行為です。したがって落語を読むほうが、映像でのコントよりも想像力に富んだものと言えるでしょう。

私たちが周囲の環境から受け取る情報の多くは、視覚を通して得られると言われています。

例えばある物の大きさを判断するとき、見た感じ（視覚情報）と触った感じ（触覚情報）が異なっているとき、私たちは見た感じに頼ってその大きさを判断してしまう傾向にあります。つまり視覚と触覚の情報が矛盾するときは、視覚のほうを信じやすいということなのです。したがって私たちは視覚優位な存在と言えるでしょう。

世の中は視覚情報にあふれています。商品コマーシャルはビジュアルイメージを最大限に利用して、その魅力を伝えようとしています。私たちはいつしかこのような状況に慣らされてしまいました。しかし脳の発達や活性化を考えた場合、一方的に視覚情報が与えられる環境がいいとは限りません。

例えばテレビはたくさんの視覚情報を与えてくれますが、ただ漫然と見ているだけでは受身の情報になってしまいます。「映像」という極めて多くの情報がつめこまれた刺激が送られ続けてくるため、そこには自由に想像をふくらませる余地があまり残されていないのです。こうした状況が続くと、私たちの脳は想像する力を手放してしまうかもしれません。

一方、落語は落語家の話芸と身振りで楽しむものです。多くの場合、使われる道具は扇子と手ぬぐいといったところでしょう。したがって映像に比べてダイレクトに視覚に入ってくる情報は少ないと言えます。しかしその点を補うため、私たちは想像力をフル回転させ、落語の物語世界を豊かにふくらませることになります。

落語を楽しむとは、実際に存在しない物事をあたかも存在するかのように想像していく主体的な精神活動です。これが脳の活性化を促すことになるのです。落語には五感を刺激するような描写がたくさん登場し、想像力をかき立ててくれます。このとき私たちは、五感を総動員して、景色、音、におい、味、肌触りを想像し、落語の世界に没入していきます。

これは読書中の例ですが、本の中で描写されている景色や音、におい、味を想像しただけで、大脳のそれぞれを司る領域が活性化したという報告もなされています。同じ事が落語を読みながら起こっても不思議ではないでしょう。

実際にはない世界をあたかもあるもののように想像してみたとき、私たちの脳は活性化することが期待されるのです。

◇ストレス軽減に役立つ落語

ストレスフルな現代社会。私たちは過度のストレスに対抗するために、脳からアドレナリン、ノルアドレナリンというホルモンを分泌します。これらのホルモンは血圧、心拍数、血糖値を上げてストレスに備えるように働きます。

このようなストレス状態は一刻も早くリセットしなければなりません。そこで有効なのが「笑い」と「涙」です。皆さんも思いっきり笑ったり泣いたりした後に、何だかスッキリした気分になった経験があると思います。それは笑いや涙が生体に与えるさまざまな影響によって、ストレスが軽減されたことにほかならないでしょう。

では、なぜ笑いはストレスに効くのでしょうか。一つ目の理由は、笑いは自律神経を整えるということです。自律神経には交感神経と副交感神経とがありますが、人はストレスを感じると交感神経が優位に働きます。これはストレスと戦うために、言わば戦闘モードに入った状態です。しかし戦闘モード状態が長く続くと、体に負担をかけてしまいます。そこで笑うことによって、戦闘モードである交感神経から、リラックスモードである副交感神経へとスイッチを切り替えることができれば、体への負担を和らげることができるでしょう。そしてストレスも軽減されることになります。

二つ目の理由は、笑った後には脳内ホルモンの一種であるエンドルフィンが増加するという点があげられます。エンドルフィンには強い鎮静作用があり、痛みや悲しみを和らげてくれる効果があると言われています。またこの物質は幸福感をもたらすので、ストレス軽減に役立つと言えるでしょう。

このように副交感神経へとスイッチが切り替わったり、エンドルフィンが増加したりすることでストレスから抜け出すことができれば、上がってしまった血圧や血糖値が落ち着いてくることも期待できます。

臨床研究においても、笑いには糖尿病の血糖値上昇を抑える働き、動脈硬化における血管機能を良くする働き、そして関節リウマチの痛みを軽減する働きがあることが報告されています。

また笑いは心肺機能を高める効果もあります。笑うと横隔膜を使う腹式呼吸になるため、多くの酸素を消費するようになるのです。ストレスを受けると脳は興奮状態となり、酸素不足になりがちです。そのようなとき、大いに笑えば大量の酸素を取り込めるので、脳にとっても望ましい状態と言えるでしょう。

一方、「感動して泣く（涙を流す）」こともストレス軽減に効果があることが知られています。それはなぜでしょうか。ストレスによって増えてしまうホルモンにコルチゾールというものがあります。コルチゾールはストレスから体を守るために分泌され、血圧や脈拍を上昇させるように働きます。しかし過剰に分泌されると、循環器系に負荷がかかったり、脳内で記憶を司る海馬を萎縮させてしまったり、強い恐怖やうつ症状が残る場合があると言われているのです。

この物質を体外に排出するのに役立つのが涙です。しかしながらどのような涙でも効果的なわけではありません。コルチゾールを体外に排出するのに役立つのは、涙の中でも情動性分泌と呼ばれる「感動の涙」です。なぜならこの涙にはコルチゾールがたくさん含まれており、泣けばそれだけこの物質の量を減らすことができるからです。

このように笑いや涙には、ストレスを軽減する力があることがおわかりいただけたと思います。ストレスは知らず知らずのうちに心身を蝕んでいきます。そうなる前に笑いや涙でストレスを撃退しましょう。

そこでおすすめなのが落語です。落語にはナンセンスな笑いから、思わずクスッとしてしまう笑いまで、実にバラエティ豊かな笑いがちりばめられています。そして登場人物がまた魅力的。「転失気」の知ったかぶり和尚や「宿屋の富」のホラ吹き客など、憎めないキャラクターが笑いを誘います。また落語には人生の機微に触れた噺もたくさんあります。登場人物それぞれの気持ちを推し量ってみるのもよいのではないでしょうか。

本書には気軽に笑えてストレス軽減に役立つ落語を中心に収録してあります。ぜひお手に取って脱ストレスを実践してみてください。

【結城 俊也（ゆうき・としや）】

二十三年間にわたり千葉中央メディカルセンターに勤務。現在、都内の障害者施設に勤務しながら、図書館等において医療健康講座を開催している。博士（医療福祉学）、専門理学療法士（神経）、介護支援専門員。著書に『認知症予防におすすめ図書館利用術　フレッシュ脳の保ち方』（日外アソシエーツ、二〇一七）、『リアル脳卒中　患者２００人の生の声』（日外アソシエーツ、二〇一八）などがある。

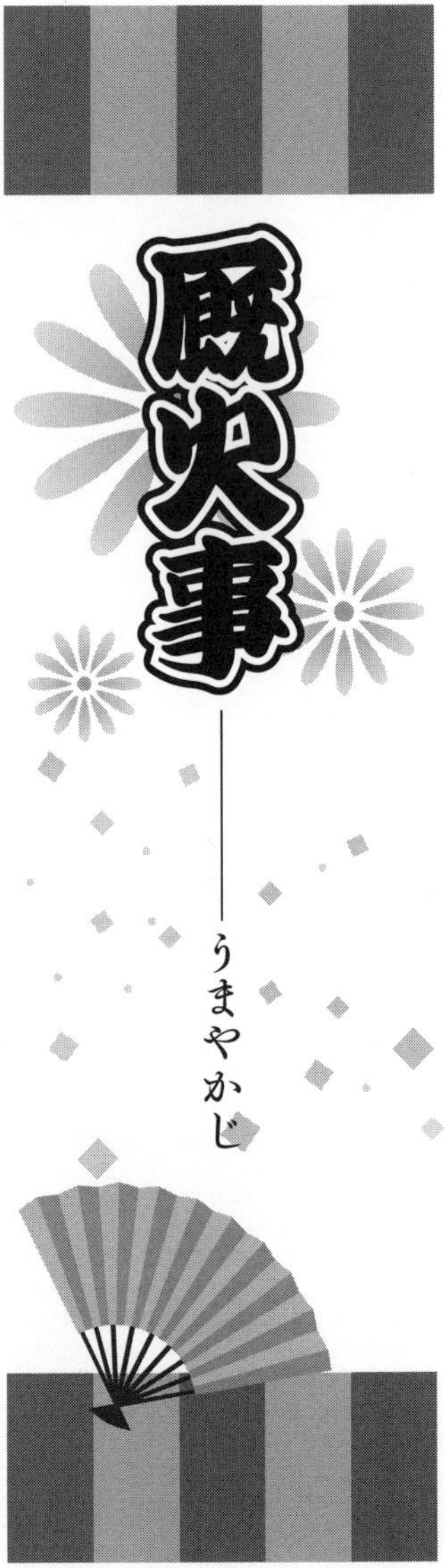

厩火事

――うまやかじ

縁は異なもの味なもの、なんてえことを申しますが、中でも不思議なのが、ご夫婦の縁でございます。喧嘩しながらでも別れないで暮らしているというのが、これすなわちご縁でございます。

噺のほうに出てまいりますご夫婦と申しますと、なんで一緒になったのかわからないような夫婦がおります。

女1「ねえ、あなたの亭主って、何か見込みがあって一緒になったの？」
女２「うちの亭主？　見込みなんかあるわけないじゃないの。あんなバーカ」
女１「じゃ、なんで一緒になったのよ？」
女２「だって……、夜、寒かったんだもの」

こんな夫婦ですからね、夫婦喧嘩なんかも不思議な喧嘩をしております。

亭主「なんだ、手前は？　しのごの言うなら、出て行きやがれ！」
女房「出て行くよ。出て行くから返しやがれ」
亭主「何を返せって言うんだ」
女房「私のシャツ着ているだろう。返せ」
亭主「お前だって俺のさるまた穿《は》いてるじゃねえか」

まぁ、夫婦喧嘩は犬も食わないなんて申します。アカの他人が見ておりますと面白いものかもしれませんが、仲人となりますと、喧嘩のたびに愚痴を聞かされる。厄介なものでございます。

仲人「お崎さんか、どうしたい?」
崎「どうたって、兄《にい》さん、あたしゃ、今日という今日はもう勘弁できませんよ」
仲人「なんだい、また、喧嘩かい。しょうがないなぁ。お前は喧嘩しちゃ、俺のところへなんか言いにくるねえ」
崎「喧嘩じゃないですよ。喧嘩じゃないですけれど、今日という今日は我慢がならなくて。まったく、うちの人ってえのは、なんのために生まれて来たんですか? お酒飲みに生まれて来たんですかねえ。そりゃね、お酒を飲んだって構いませんよ。でもね、少しは遠慮ってものがあるじゃありませんか。酒飲んでのそのそして、亭主面して、あたしゃ、普段、人様の家に行って他人様の頭を結《ゆ》って、油だらけになって働いてるんですよ。今日は、たまの休みなんだ。あたしの好きなものを食べたっていいじゃないですか」
仲「好きなものを食べればいいじゃないか」
崎「それが兄さん、兄さんの前ですけれど、あたしがお芋を煮ているってえと、てめえは決まって芋を煮ていやがる。芋ばかり食わされて、俺は胸焼けがしてしょうがない。野菜ばかり食わせやがって、この、大根河岸女《だいこんかしあま》め、って、こんなことを言いやがるんですよ。それから、あたしも言ってやったんです。何言ってるんだい。自分だって生臭いものばかり食べていやがるじゃないか。このドラ猫野郎って。こう言ってやったらね、何を言ってやがるんだ、このおたふく、①って言うから、何を言いやがる、この外道。②何をこの般若、③何をこのひょっとこ……④」

①おたふく　本来の意味はふくよかな美女を表す面。一般に女性に対する罵り《ののし》語。おたふくの面に似ているという。
②外道《げどう》　邪悪な相の面。男性に対する蔑称。
③般若《はんにゃ》　鬼女の面。恐ろしい顔の女性をいうが、実際は美女でもある。
④ひょっとこ　片目が小さく口が尖った滑稽な男性を表す面。おたふくと対。一般に男性の蔑称。

仲「面づくしだね。お前のところの喧嘩はお神楽⑤か。しょうがねえなぁ。お前たちが一緒になる時に、俺はなんて言った？　八公はうちの居候だった。それをお前が、うちのカカアの髪結いに来て、八つぁんは様子がいい。あたしは八つぁんと一緒になりたいと。こう言ったから、俺は言ったんだ。あいつは仕事は出来るんだが、なまけ者だ。あんな酒食らいと一緒になってもしょうがねえぞって言ったら、お前、なんて言った？　あたしがこうやって髪結いという商売をして、あの人を「たてすごし」にするとか、「よこすごし」にするとか、言うから、一緒にさせてやったんじゃないか。お前が望んで夫婦になった。それをのべつ喧嘩しちゃ、俺のところへ尻を持ってきやがって。嫌だよ、俺は。だけど、お前の怒るのもわからなくはない。俺も喧嘩のたびになんか言われるのは嫌だから、きれいさっぱりと別れちまいなよ。酒ばかり食らってしょうがねえから、別れちまいな。別れちまいな。別れな」

⑤お神楽　神事に行う舞楽。和琴、大和笛、拍子に、シチリキが演奏楽器。舞は面を用いる。天照大神がお隠れになった時にアメノウズメが踊ったことにはじまる。

崎「……」
仲「別れちまいな。あんな酒食らいと一緒にいないで。お別れ、別れな」
崎「酒食らいっておっしゃいますがね、一度に一升飲むわけじゃあるまいし。あたしが働きに行っている間、寂しいだろうからって、あたしが飲ませているんだ。何も兄さんにおあし⑥を出してもらっているわけじゃない。おおきなお世話ですよ」
仲「おおきなお世話ってことはないだろう。お前が嫌だって言うから、別れなさいって言ったんだ。お前が別れたいって言ったんじゃないか」
崎「別れる？　冗談言っちゃいけませんよ。あたしはあの人と別れるくらいなら、生きちゃいませんよ」
仲「どうなってるんだよ。お前、一体何しに来たんだ？」
崎「いやね、あたしはあの人が何しようと構わないんですよ。でも

⑥おあし　銭のこと。

ね、あの人、二言目には、お前とは一緒にいられねえ、俺は一人になりてえ、あの女はいい女だ、のべつそんなことを言う。今はいいですよ。いまは、あたしがこうやって仕事をしているからいいけれど、あたしだって歳をとっちまって、今に仕事が出来なくなっちまう時分に、あの人が若い女こしらえてごらんなさい。悔しいじゃないですか。その時になって食らいついてやろうと思ったって、歯が抜けて土手ばかり」

仲「何をくだらないことを言ってるんだよ。つまりなんだ、歳をとってからのことを心配しているのかい。そら、お前、夫婦なんてぇのはいい時ばかりじゃないからな。歳をとってから、そんなことがねえとも限らない。だけどもね、人間ってえのは、口と肝《はら》はどうだかわからないものだ。普段親切だって、いざとなった時にひっくり返ることだってある。お前とは一緒にいられないと言ったたって、肝の中じゃどう思っているかわからねえぞ。いいかい、こんな話があるんだ。唐土《もろこし》にたいへん偉い人がいたんだ」
崎「あらまぁ、おいしそう。とうもろこし?」
仲「とうもろこしじゃないよ。唐土、今の中国だ。その唐土に偉い人がいたんだよ。孔子⑦という学者でな」
崎「あたし、大好き。幸四郎」
仲「役者じゃない。学者だ。孔子様はたいそう馬をかわいがっていた。いろいろな馬がいる中で白馬という、全身真っ白な馬、たいそうな名馬だ。この白い馬を、とくにお気に入りでな。家来たちに、この馬は余の命の次に大事な馬であるから大切にせよ、もしこの馬に間違いがあったら、ただでは済まぬぞ、とおっしゃっていたくらいに大事にしていた。ある日、孔子様がお留守の時に火事があった。ご家来が、あの白い馬に何かあったら一大事とまっさきに厩《うまや》に行ってみると、風が速いので火足《ひあし》が速い。白馬を出すことが出来ない。とうとう焼き殺してしまった。孔子様がお帰りになり、火事があった

⑦孔子　中国古代の哲学者。BC五五二〜BC四七九。論語を著し、三千人の弟子を教えた儒学の祖。

そうだな、左様でございます。一同に怪我はなかったか？　手前どもには怪我はございませんが、ご愛馬を焼き殺しました。そう言うと孔子様は、左様か。お前たちに怪我がなければ何よりだ。と言って、馬のことは何もおっしゃらなかった。普段はこの馬を大事にせよと言っていたのに、いざという時にはご家来のことを心配した。それとまったく逆の話もある。これは日本だ。麹町《こうじまち》にさるお殿様がいてな」

崎「あら、嫌だ。猿が殿様なんですか？」

仲「何を言ってるんだ。猿が殿様なわけないだろう。名前が言えないから、さる殿様だ。このお方が骨董がお好きでな。中でも焼き物をたいそう大事にしていた」

崎「あたしも大好きですよ。五本くらい食べちゃう」

仲「なんだい？」

崎「焼き芋でしょう」

仲「焼き芋じゃない。焼物だ。中でもご家宝として大事にしていた皿があってな。ご家来にも、もしこの皿を壊すような者があれば手打ちにいたす、とおっしゃっていた。そこで奥様が、もしも間違いがあるといけないからと、この皿はご家来には触らせず、奥様がご自身で扱っていた。ある時、珍客《ちんきゃく》があってな」

崎「あら、猿のところだけに、狆《ちん》⑧の客が来た」

仲「犬っころじゃないよ。珍しい客だから珍客だ。客に皿を自慢して、客が帰って皿を片付けていた時だ。奥様が皿を持って二階からトントントンと降りて来た時、白足袋《しろたび》が新しい、梯子段《はしごだん》が拭《ふ》きこんである。ツルッと途中ですべった。殿様が飛んで来て、どうした皿を壊しはしないか、皿は壊さんか、皿はどうした、皿、皿、皿……、息もつかずに三十六ぺんおっしゃった、奥様が、皿は損じておりません、と言うと、うん、よろしい。高価なものであるから、気をつけねばならんぞ、と、それっきりだ。あくる日になると、奥様が、ちょっ

⑧狆　愛玩犬の一種。

と里へ行ってまいります、とお帰りになったが、入れ替わりに仲人がやって来て、どうかご離縁を願います。どうしたのだ？　昨日、奥様が梯子段でおすべりになった時、あなたは皿のことばかり心配なすって、奥様のお体のことを少しもお尋ねにはなりませんでした。どれだけ大切なお皿かは存じませぬが、あまりにも不人情でございます。そういう不人情な方に大事な娘は差し上げられませんとご両親はおっしゃられておりますので、ご離縁をお願いいたします。仕方なく離縁をしたなんてえ話がある」
崎「そうですか」
仲「お前だってそうだろう。八公が肝の中でどう思っているのか、わかりゃいいんだろう。どうだ、家に帰って試してみたら」
崎「試すんですか」
仲「あいつは何か好きなものはないのか？」
崎「それがね、やっぱりね、古い皿だとか茶碗だとかを、むやみに買って来ちゃ一人で喜んでいるんです。道具屋をのぞいてはね、この間も、薄汚い丼《どんぶり》を買って来やがってね、これはなんでも、たいそう古いものだそうで、きれに包んで箱に入れて、あたしがちょっとでも触ろうものなら、怒りやがるんですよ。それは大事なものだ、命の次に大事な宝物だって」

仲「そいつはいいじゃないか。あいつの見ている前で、それを持ち出して、洗うふりして、すべって転んで壊してみろ」

崎「そんなことしたら、たいへんですよ」

仲「いいじゃねえか。転んだ時に、自分が大事にしている茶碗を壊されても、お前の体がどうしやしねえか、これっぱかりでも心配すれば、まぁ。大丈夫だな。心の底で、お前のことを思っているんだ。その時に茶碗のことばかり言っていやがったら、もう見込みはない。きれいに別れちまいな」

崎「どっち聞くでしょうかね」

仲「そんなことは、やってみなきゃ、わからないよ」
崎「だけどもさ、茶碗のことしか言わなかったら、別れなきゃならないんでしょう？　ちょっと兄さん、一足先に家に行ってはいただけませんか」
仲「お前の家に行ってどうするんだ」
崎「あたしが茶碗を壊すから、体のほうを聞いてくれって」
仲「馬鹿。それじゃ何もならないじゃないか。いいから。思い切って、やってきな」

八「おいおい、何、ぐずぐすしてやがるんだ。俺がちょっと一言言ったら、十言くらい言うんだから。それでふくれて出て行きやがって。また兄貴のところへ行っていたんだろう。決まってやがらぁ。お前が帰ってきたら、一緒に飯《めし》を食おうって待っていてやってるのに、なかなか帰って来やがらねえ。たまの休みだ。一緒に飯が食いたいじゃないか。冗談じゃねえぞ。腹減ったろう。俺も食わずにいたんだ。一緒に飯、食おうぜ」
崎「あら、お前さん、そんなに、あたしとご飯が食べたいかい」
八「夫婦だろう。一緒に飯が食いたいじゃないか」
崎「……」
八「なんだよ、一緒に飯を食おうって言ってるんだよ」
崎「お前さん、見どころがあるよ」
八「なんだよ」
崎「あたし、洗い物をするから、ちょっと」
八「洗い物なんていいよ。飯を食ってからで」
崎「いま、洗うんだ。洗いたいものがある」
八「どうしようってえんだ? えっ? 何を? 何を洗うんだ? おい、それは……。それを触るな。それはお前、俺の物だ。その戸棚は。そんなところで何をするつもりだ。おいおいおい、何をするんだよ。

そんなもの引っ張り出して。それは俺の大事な茶碗だ。おい、どうしようっていうんだよ」
崎「洗うの」
八「それは洗う物じゃねえんだよ」
崎「いま、唐土《もろこし》だと思ったら、もう麹町《こうじまち》の猿になっていやがる」
八「何をいってるんだ。おい、その茶碗は。おい、よせって言うんだよ。その茶碗は、おい、よせよ。おい、足元が。あーっ！　転びやがった。だから、言わないこっちゃない。おい、大丈夫か。おい、大丈夫かよ。どうした？　体はなんともないか？」
崎「お前さん、茶碗、壊した」
八「茶碗？　茶碗なんてどうでもいい。それよりもお前の体だ。なんともないか、どうなんだ」
崎「うえーん。お前さん、嬉しいじゃないか」
八「何言ってるんだ。どうかしたんじゃないのか」

崎「お前さん、あたしの体、そんなに心配してくれるのか」
八「当たり前だろう。お前に怪我でもされてみろ。遊んでいて、酒が飲めねえ」

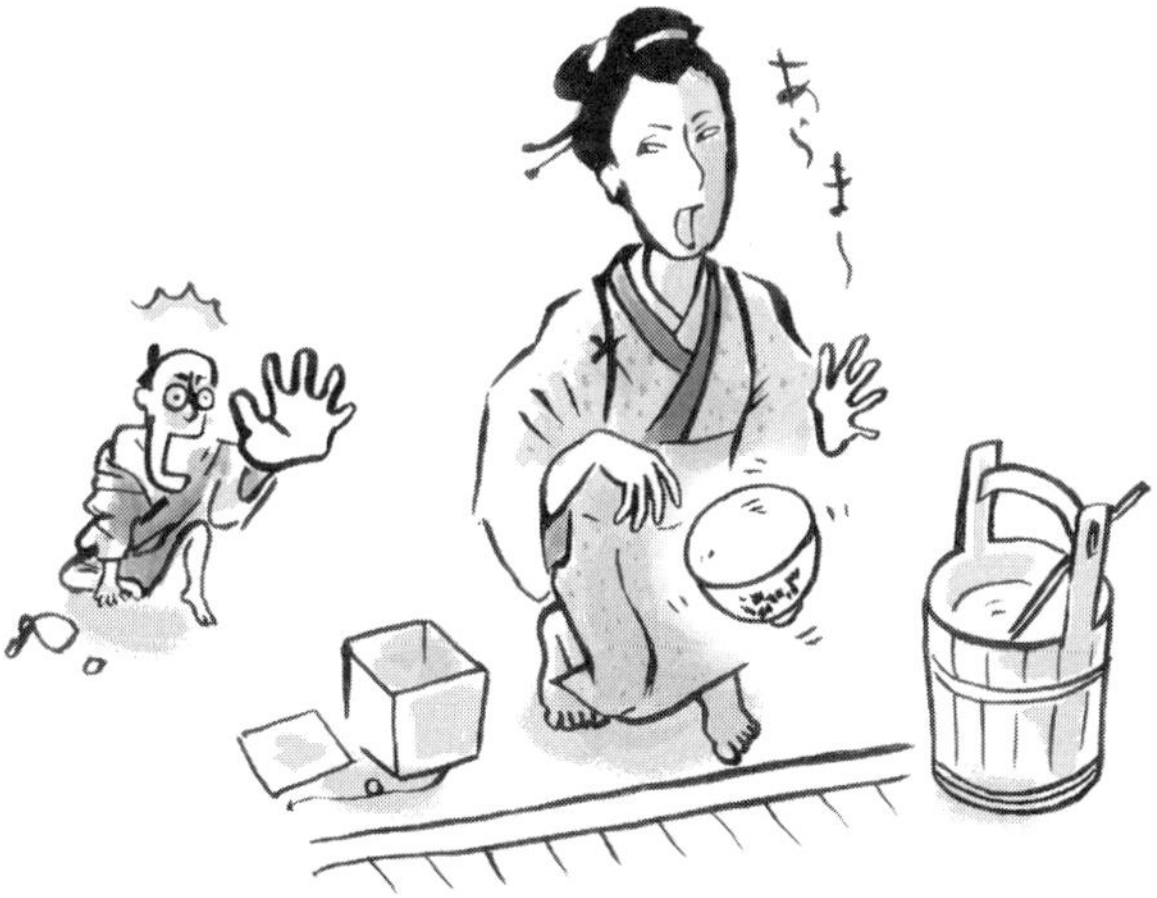

芝浜

——しばはま

よくお酒のお噂を申します。お酒というものは、お好きな方は、飲みたいとなると、いてもたってもいられない。お酒ばかりは、止めようと思っても、なかなか止められるものではございません。

棒手振《ぼてふ》り①の魚屋で勝つぁん、この人はたいへんに腕のいい魚屋で。腕のいい魚屋ってえのは、河岸に行って魚を見る目があるというのもですが、包丁も使えます。盤台《ばんだい》②の蓋《ふた》をまな板代わりにして、お客の注文で、魚を三枚におろしたり、切り身にしたり、刺身にしたり

①棒手振《ぼてふ》り　天秤棒で荷を担いで売り歩く小商人《こあきんど》。

②盤台　魚屋が用いる浅くて大きな楕円形のタライ。

するんですな。ちょっとした板前くらいの腕があった。ですから、お屋敷や商家にも得意先があり、ご贔屓《ひいき》になっておりました。

ところが、勝つぁんは腕のいい魚屋なんだが、酒にだらしがない。酒飲んじゃ、大事な得意先に行かなかったりするから、得意先でも困って、「いいよ、勝つぁん、お前はもう来なくて。別の魚屋に頼んだから」「あー、そうですか。それじゃ仕方がございません。何、得意先はあんたのところだけじゃない」。なんてんでしくじってしまう。

たまに得意先に顔を出すと、「なんで来ないんだ」と小言を言われて面白くないから、仕事休んで、仕事を休むとやることがないんで酒を飲む。借金まみれ。もうしょうがない。酒止めて、一生懸命働こう、ってんで、心入れ替えます。

女房「お前さん、起きておくれよ」

勝「なんだよ」

女「起きておくれって言ってるんだよ。河岸《かし》に行ってくれるって言ったろう」

勝「あー、そうだ。河岸行かなきゃな、もう家には質入れるものはなんにもねえや。仕入れの銭もねえ」

女「お前さんが河岸に行ってくれるって言うから、おばさんところ行って頭下げて、仕入れの銭は借りて来たよ」

勝「そうかい。だがよ、半月近く商い休んじまったんだ。盤台がしょうがねえだろう」

女「何を言ってるんだよ。昨日今日の魚屋の女房じゃないよ。糸底《いとぞこ》③に水はってあるから、すぐに使えるよ」

勝「包丁が駄目だろう」

女「お前さん、飲んだくれていても、包丁だけはちゃんと研《と》いで、そば殻の中に突っ込んで置いたろう。ピカピカに光って秋刀魚《さんま》みた

③糸底　底の少し高い輪郭。

いな色しているよ」
勝「草鞋《ぞうり》は」
女「出てます」
勝「手がまわってやがる。行くよ。行きますよ。それじゃ、おっかぁ、行ってくるぜ」と家を出る。

勝「切り通しの鐘④が鳴っている。いい音色《ねいろ》だ。金が入っているってな。それが海に響いて、なんとも言えねえ。どこの家もまだ寝ていやがらぁ。あれ、河岸も皆、戸が閉まっていやがるよ。おかしいなぁ。うん？　どこもまだ店が開いていないわけだよ。かかぁの野郎、一刻《いっとき》間違えやがったな。寒くて眠いのに一刻も早く起こしやがって。冗談じゃねえぞ。帰って、張り倒してやろうか。張り倒してすぐまた出て来なくちゃならねえ。どうしようかなぁ。しょうがねえ。浜へ出て一服しているうちには、お天道様《てんとうさま》も顔を出すだろう」

④切り通しの鐘　山や丘を切り開いた場所を通って聞こえてくる鐘。

芝の浜へ出て参ります。
浪打ち際に出て。勝つぁんも表に出る商人ですので、草鞋を濡らさないように気を配りました。

勝「(海の水をしゃくって顔を洗い) あー、冷てえ。いい気持ちだ。どっこいしょ。あー、いい潮の香りだ。(煙草をつける)うめえなぁ。久しぶりだ。浜風に吹かれて煙草飲むのは。白んできやがった。おっ、あっ、お天道様が出て来やがったぜ。(手をあわせる) お天道様、今日からまた商いをさせていただきます。よろしくお願いいたします。あれ？　水ん中でおそろしく長い紐みたいな……。なんだろう」

煙管の雁首、紐の先に引っ掛けて、ズルズル。砂の中から引っ張り出したのが、革の財布。

勝「財布か。えらく汚ねえ財布だなぁ。長いこと水の中に入っていやがったんだな。ごわごわで硬えや。うん？重てい。砂が入ってやがる。……？　砂じゃない。金《かね》⑤だ。」

勝つぁん、あわてて家へ帰ります。

勝「(戸を叩く) おっかぁ、起きろ。起きろ」
女「お前さん、どうしたんだい」
勝「あとを見ろ」
女「誰も来やしないよ。どうしたんだい？　喧嘩かい？」
勝「そんなんじゃねえ。いいから、あとを閉めろ。お前、刻《とき》を間違えやがったな」
女「そうなんだよ。私もなんか早いなぁと思ったんだけどさ」

⑤金《かね》　江戸時代、一般人の使う一文、四文などの銅銭は「銭《ぜに》」といい、小判や、その補助硬貨の、分、朱などの金貨銀貨を「金《かね》」と呼んだ。

勝「早いなじゃねえや。一刻も早く起こしやがって！　そんなことはどうでもいい。向こう行っても、店はひとつも開いてねえ。お前が刻を間違えたと思ったから、帰って来て張り倒そうかと思ったが、また出て来なくちゃならねえ、しょうがねえってんで、芝の浜で一服やって夜が明けるのを待っていたんだ」
女「で、どうしたんだい」
勝「浜に腰おろして一服やっているとな、東が白んで来た。お天道様が上がってきた。ふっと見ると、海ん中に長い紐が見えたんだ。そうしたらこの財布がよ」
女「財布！」
勝「ずっしり重たい」
女「お前さん、お金、拾って来たのかい？」
勝「うん」
女「見せてごらん」

勝「ここにある」
女「出してごらん」

財布の中からは、小粒と申します、一分銀、二分金⑥がたんまりと入っています。

女「お前さん、こ、これは銭じゃないよ、お金だよ。ずいぶん、あるね。いくらあるんだい？」
勝「待ってろ。いま、数えるから。えー、ひとひと、ふたふた、みっちょみっちょ……」
女「いくらあるんだい？」
勝「五十両あらぁ」
女「ご、五十両！」
勝「どうでえ。これは天からの授かりものだ。お前、着物が欲しいっ

⑥一分金、二分銀　補助硬貨。小粒ともいう。一両が四分、一分が四朱に当たる。

て言ってたろう。買ってやるよ。三十枚でも五十枚でも。俺もひとつオツなのをあつらえてよ。二人で湯治《とうじ》にでも行こうぜ。湯に浸《ひた》かって、うまいものでも食ってよ」
女「うまいものって、このお金は拾ったんだろう」
勝「そうよ」
女「拾ったんなら落とした人がいるだろう」
勝「当たり前だ。落とした奴がいるから拾ったんだ」
女「なら、お前さんのものじゃないよ」
勝「何を言ってるんだ、間抜けめ。往来《おうらい》で拾ったんじゃねえ。海で拾ったんだ。この財布が潮の加減で沖に行ったら、生涯世の中に出て来ることのない金だ。それを神様が、勝公、お前も苦労しているから、この金をやろうじゃねえかと授《さず》けてくださったんだよ」
女「そら、そのお金があれば助かるよね。使っちゃいけないとは言わないけれどどさ」

勝「だろう」

女「まだ夜も明けてないし、とりあえず、お前さん、もう一度お休みよ」

勝「五十両あるのに寝てられるか……。いや、ちょっと眠くなってきやがった。わかった。悪いけど、一寝入《ひとねい》りさせてもらうぜ」

ごろり横になって、ぐっすり寝ちまう。昼近くになって目を覚ましますと、

勝「いや、おっかぁ、めでてえなぁ。こんなめでてえことはない。俺はちょいと朝湯に行って来るぜ」

湯の帰りに友達大勢引っ張って来て、

勝「寅ちゃん、源ちゃん、辰ちゃん、皆、入ってくれ。めでてえんだ。何って？　めでてえんだ。皆にも飲んでもらいたくてよ。おっかぁ、酒、届いてるだろう。俺がさっき酒屋に頼んだんだ。刺身だ何だ、鰻だ、うまそうなもんもあつらえて来たからよ。さぁ、皆、飲んでくれ」

　酒がぶかぶ飲んで、友達は適当なところで帰って行く。一人になっても「めでてえ、めでてえ」と飲み続けて、そのままひっくり返って寝てしまいました。

女「お前さん、お目覚めかい」
勝「うーっ、あーっ、水一杯くれ。（水を飲み）うめえ。酔い覚めの水千両とはよく言ったな。昨日はバカに酔ったな」
女「バカに酔ったじゃないよ。どおするんだよ、お前さん」

勝「何を?」
女「何を?　何をって。これだよ、これ。めでたいめでたいって、何がめでたいのか知らないけれど、お湯行って帰りに友達大勢《おおぜい》連れて来て。どこがめでたいんだい?」
勝「どこがめでたいって、めでたいじゃないか」
女「これ、酒屋や仕出し屋の勘定、どうするんだい?」
勝「払っといてくれよ」
女「どこから?」
勝「あの財布から払っておきなよ」
女「あの財布って、どの財布だい?」
勝「芝の浜で拾って来た財布だよ。五十両入った財布だよ」
女「芝の浜で拾って来た財布?　五十両?　お前さん、なんの話だい?」
勝「よせよ。財布をあずけたろう」

女「いつ?」
勝「俺が帰って来て、拾った財布を、革の財布を預けたろう」
女「知らないよ。なんの話だい?」
勝「おい、五十両、全部持ってゆく気か?」
女「お前さん、落ち着いておくれよ。私はなんの話か、さっぱりわからない。どうしたんだい?」
勝「だからよ、俺が河岸に行ったろう」
女「お前さん、いつ河岸に行ったんだい?」
勝「昨日の朝よ」
女「お前さん、昨日は河岸には行ってないよ。お前さん、昨日は昼頃起きて、なんだか知らないけれど、めでてえ、めでてえって。お湯行って、寅さんや源さん連れて来て、めでてえ、飲め飲めって。そのうちに酒屋が来て、仕出し屋が来て」
勝「待ってくれ。お前、俺は芝の浜で財布を拾って……」

女「芝の浜には行っていない。昨日は昼過ぎに起きて」
勝「だって、芝の浜で、紐を引いたら財布でずっしり重くて」
女「夢でも見たんじゃないのかい？」
勝「夢？」
女「金が欲しい、金が欲しいって思っているから、そんな情けない夢を見るんだ。夢の中で金なんか拾うんだ」
勝「待ってくれ。じゃ、何か、俺が芝の浜で財布を拾ったのは、あれは全部夢だったたって言うのか？　いやいや、俺が朝起きて、河岸に行って……」
女「河岸になんか行っていない。起きたら、湯行って、寅さんたち連れて来て……」
勝「河岸に行っていない……。河岸に行ったのは夢？」
女「夢なんじゃないのかい？」
勝「それじゃ、夢か」

女「夢だよ」
勝「変な夢だ。財布拾ったのが夢で、酒飲んだのはホントだなんて」
女「お前さん、どうするんだよ。こんなにお酒飲んで。酒屋と仕出し屋の勘定は」
勝「酒飲んだのはホントで、財布拾ったのは夢……。情けねえなぁ。なんだってそんな夢を見ちまったんだろう。おっかぁ、すまねえ、今度だけ、これで最後だ。この勘定をなんとかしてくれ。俺は酒を止める。今度という今度は、ホントに酒を止めるぜ」

この勝つぁん、それからというものは、酒を止めまして。人が変わったように、真面目に働きました。もともと腕のいい魚屋でございます。得意先に頭下げて、「もう酒は止めました」「ホントかい。なら、また来てもらおうじゃないか」となりました。
三年の間、稼ぐに稼ぎました。流石《さすが》の貧乏神も追いつくことが出来ません。

大晦日の夜でございます。

女「お前さん、お帰りなさい。混んでいたかい？」

勝「芋を洗うようだった。まぁ、一年の垢を落とすんだ。湯屋も混むのが当たり前だ」

女「でも、さっぱりしたろう」

勝「ああ。いい心持ちだ。もうすっかり支度も出来て。なんかいい匂《にお》いがする」

女「畳替えたんだよ」

勝「そうかい。どうりでいい匂いがすると思った。畳の新しいのは気持ちがいい。畳の新しいのと、女房の新しいのは……。女房は古いほうがいいいな」

女「いいんだよ、そんなことは。それより、お前さんが働いてくれたおかげで、春の支度も出来た。さぁ、これ、おあがりよ」
勝「なんだ、これは」
女「福茶⑦だよ」
勝「福茶？　これが福茶か」
女「苦しかったね。三年前の大晦日は」
勝「苦しいったって、借金で首がまわらなくなって、借金が着物着ていたみたいだった。それがこうやって、大晦日に福茶を飲んでいられる。ありがてえことだ。人間っていうのは、考えてみれば、働かなくちゃならねえよな。つくづくそう思うよ」
女「お前さんが稼いでくれるんで、このところじゃ、ひとつも心配がないよ。あのね、ちょいとお前さんに見て欲しいものがあるんだよ」
勝「なんだ」
女「これだよ」

⑦福茶　昆布、黒豆、山椒などを煮出した茶。大晦日、節分などに祝って飲む。

勝「なんだ、これは？」
女「財布だよ」
勝「きたない財布だな」
女「見覚えないかい？」
勝「ないよ」
女「中を見てごらん」
勝「おっ、二分金に一分金に、えっ？」
女「五十両ある」
勝「へそくりか？　ずいぶん貯《た》めやがったな」
女「へそくりじゃないよ。このお金は三年前に、お前さんが芝の浜で拾って来たお金だよ」
勝「芝の浜で拾った？　何言ってるんだよ。あれはお前、夢じゃねえか」
女「違うの。夢じゃないの」

勝「じゃ、あれは……」

女「夢だと言って、お前さんを今まで騙《だま》していたんだよ」

勝「この野郎……。夢だと騙した？　もう勘弁ならねえ。俺はあの時、財布拾ってどれだけ嬉しかったか。これで借金は返せる、少しは贅沢も出来る、嬉しかったのが、夢だって言われて、俺はあんなに情けなかったことはなかった。この野郎、どうするか見ていろ！」

女「ま、待っとくれ。勝つぁん、とにかく、とにかく話を聞いておくれ。あの貧乏の最中、お前さんが五十両拾って来た。私もホントに嬉しかったよ。だけど、お前さん、このお金どうするのって聞いた時、お前さんがこれからはいいなりをして湯治に行って贅沢をするんだと。いくら海の中で拾ったものでも、拾ったものは自分のものじゃない。あんなに貧乏だった勝つぁんがこの頃、いい暮らしをしている。近所の人が話をしてお役人の耳に入って、お前さんが番屋に呼ばれて、拾った金を使ったことがわかれば、お前さんは暗い所に入らなきゃならなくなる。だからと言って、いくら止めても、お前さんはこのお金を使うに決まっている。どうしたらいいだろう。お前さんを寝かしつけて、大家さんに相談したんだ。大家さんがお金を届けてくれて、お前さんには夢だって騙して。それからだよ。お前さんが一生懸命稼いでくれるようになって。一年経って、落とし主がわからないってんで、お金はお下げ渡しになった。すぐにお前さんにお金を見せようと思ったけれど、せっかく一生懸命働いてくれているところへ水差しちゃいけなかろう、出したいお金を我慢して、私は今日まで隠していました。お前さんが今、人間は働かなきゃいけないって言うのを聞いて、もう大丈夫だと思った。三年間、私はお前さんを騙していたんだ。お前さんに私は嘘をついていたんだ。腹がたったろう。腹がたつなら、ぶつなと蹴るなとしておくれ。だけど、それで勘弁しておくれ」

勝「どうぞ、お手をお上げなすっておくんなさい。なるほど、俺はバカだ。あの金を使っていたら、お前の言う通り番屋に連れて行かれて、今頃はどうなっていたかわからねえ。お前のおかげだ。お前をぶったら、この手が曲がらぁ。お前があればこそだ。女房大明神」
女「何を言ってるんだね。それじゃ、お前さん、勘弁してくれるのかい？　私を許してくれるんだね。嬉しいね。今夜はお前さんに全部話を聞いてもらって、私も肩の荷がおりたよ。お前さん、いい大晦日だ。ねえ、三年も経ってるんだ。ここにお神酒《みき》があるよ」
勝「酒か」
女「一杯だけ、飲んだらどうだい」
勝「そうか。久しぶりだ。一杯やるか。冷《ひや》でいい。冷で。大きいので注いでくれ。ありがてえ。久しく会わなかった。元気だったか。めでてえ。めでてえ。なんだ、あの音は？」
女「除夜の鐘だよ」
勝「除夜の鐘、聞くゆとりがなかった。借金がなくなって除夜の鐘聞いて酒を飲む。いい大晦日だ。ありがてえ。ありがてえ……。でも、よそう」
女「お前さん、どうしたんだい？」
勝「また夢になるといけねえ」

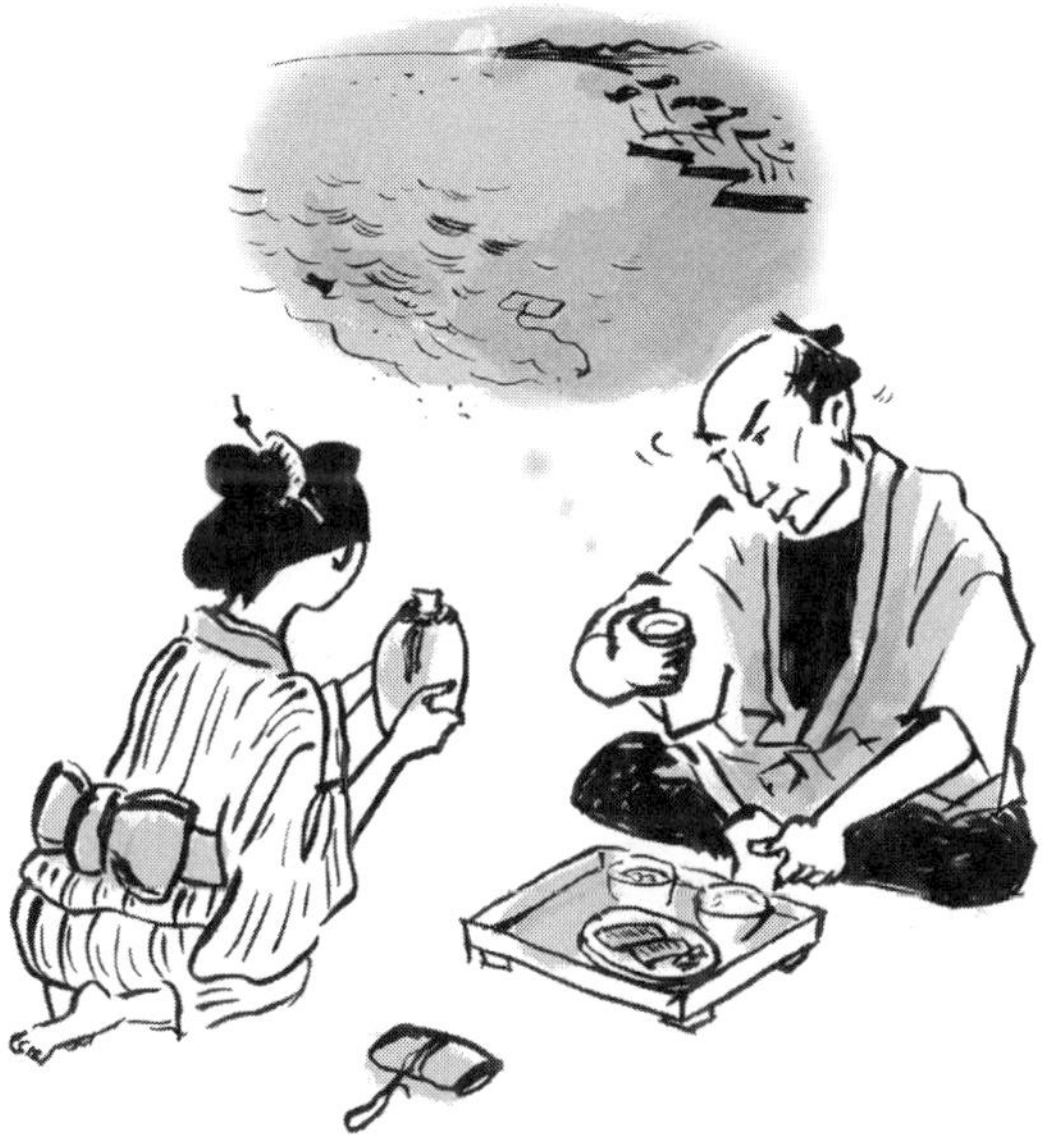

大工調べ

——だいくしらべ

江戸っ子、お職人のお噺でございます。

江戸っ子は五月の鯉の吹流し、口先だけで腹わたはなし、なんてことを申しますが、思ったことをなんでもポンポンと言っちまうのも江戸っ子のいいところだそうで。そんな江戸っ子ですから、何かと威勢がいいものでございます。

また、人の苦難を見逃せないのも江戸っ子なんだそうで。

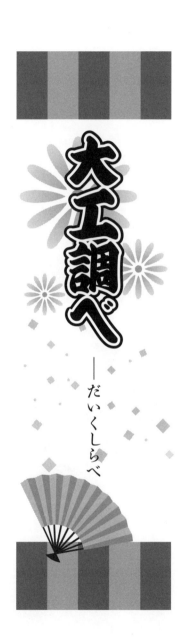

男「おっかぁ、いまよ、竹の家の前を通ったら、竹の野郎、一家で芋食ってやがった。どうしたんだって聞いたらよ。兄貴、面目ねえ。ここんところ仕事がうまくいかなくて銭がねえ。米の飯が食えないから芋食っていたって言うんだ」
女房「あら、かわいそうに」
男「出世前の野郎が、芋なんか食ってちゃしょうがねえ。それにあの家には育ち盛りの子供もいるんだ。おっかぁ、すまないが、うちの米を届けてやっちゃくれねえか」
女「わかったよ。行って来た。喜んでいたよ」
男「よかったな。いいことしたよ。じゃ、腹減ったんで飯にしてくれ」
女「何言ってるんだよ。今、竹さんところにお米あげちゃったよ」
男「買ってこいよ」
女「銭がないよ」
男「しょうがねえ、芋でも食うか」

自分が困っても他人を助けるのが、江戸っ子なんだそうでございます。

政五郎「どうしたんだ、与太、お前、身体でも悪いのか？　仕事に来なきゃ駄目じゃねえか」

与太郎「えへへへ、棟梁《とうりゅう》①の前だけれどね、身体は悪くない。身体は丈夫でしょうがねえんだ。どうしてこんなに飯が食えるのかなぁ」

政「何を言ってやがる。どうして仕事に来ねえんだよ」

与「道具箱がねえんだよ」

政「またお前、曲げやがったのか」

与「商売道具、質に置くなんていうことはしませんよ。持って行かれちまったんだ」

政「持って行かれた？　夜中、寝ている時にか？」

①棟梁　大工などの職人の頭。ここではとうりゅうと読む。

与「ううん、昼間、起きている時に」
政「留守にでもしていたのか？」
与「留守にしていた時に持って行かれたんなら諦めもつくが、うちにいる時に持って行かれたんだ」
政「うちにいる時に？　どうやって？」
与「家に入って来てね、こいつは持って行くな、と思ったら、持って行っちゃったんだ」
政「何故黙って持って行かれてるんだよ。ふんずかまえればいいだろう」
与「ふんずかまえようと思ったけれど、ここが堪忍《かんにん》のしどころだ」
政「何言ってるのかわかんねえよ。そいつの面は覚えているか？」
与「忘れようったって忘れられる面じゃない」
政「よし。じゃ、そいつのあとをつけて、家を突き止めて来たのか」
与「家は知っているよ」

政「どこだ?」
与「ここをまっつぐ行ってね」
政「うん」
与「四つ角があるだろう」
政「うん」
与「あすこのところをね」
政「曲がるのか?」
与「曲がらないんだ。四つ角の向かいの家に入った」
政「四つ角の向かいの家? あれは家主の家じゃねえか」
与「家主の家だ。あいつが持って行った」
政「つまりなんだ、店賃《たなちん》溜めて、抵当《かた》に道具箱を持って行かれたのか?」
与「うん。当たった」
政「当たったじゃねえや。お前が持って行かれたって言うから、泥棒だと思うじゃねえか。大家が持って行ったのか？」
与「持って行くのに重そうだから、あたいが担いであげた」
政「しょうがねえなぁ。で、店賃はいくら溜めたんだ？」
与「一両と八百」
政「高くねえか？」
与「四月溜めちゃった」
政「えらく溜めやがったなぁ。で、一両八百[②]、持ってこないと道具箱返さないって言うのか」
与「うん。そう言いやがるんだ」
政「しょうがねえなぁ。（金を渡す）これ持って行って、道具箱を返してもらって来い」
与「これ、一両だよ」
政「そうだよ」
与「店賃は一両八百……」

②一両と八百
一両は約十万円くらい。八百文は約二万円。

政「八百くらいはどうでもいいんだよ。一両八百のところへ、一両持って行くんだ。八百くらいは、お前、あたぼうだ」
与「あたぼう？　あたぼうって何だ？」
政「あたぼう、知らないのか？」
与「まだ食べたことない」
政「食いもんじゃねえや。あたぼうは、当たり前だ、べらぼうめ、ってんだ。当たり前だべらぼうめ、なんて江戸っ子が言っていたら、長ったらしくて腐っちまうから、詰めて、あたぼう、でいいんだ。当たり前だべらぼうめが、あたぼうだ」
与「あー、そう」
政「いいか、大工にとって道具箱は商売物だ。そいつを持って行きやがったんだ。語尽《いいづく》③にすりゃ只取れるんだけれども、そんなことするよりも、長いものには巻かれろだ。相手は大家だ。犬の糞で仇を取られて④もつまらないから、一両出すんだ。いいから、行って来い」

③語尽《いいづく》　言い方。
④犬の糞で仇を取る　卑怯な手段で仕返しをすること。

家主「おい、婆さん、与太の野郎が来ましたよ。人の家の前に立って、ボーっとしていやがる。おい、与太、与太郎、何しに来たんだ？」
与「えーっ、道具箱、よこせ」
家「よこせとはなんだ。お前が店賃溜めるから、しょうがなしに道具箱を持って来たんだ。道具箱がなければ仕事に行かれないだろう。ざまぁみやがれ。道具箱が欲しければ、店賃を払え」
与「店賃はここにあらあ」
家「あるんなら出せ」
与「ほら」（金を投げる）
家「馬鹿野郎、金を放《ほう》る奴があるか。天下の通用を放るから貧乏するんだ。しょうがねえ野郎だ。婆さん、そっちに金は？　うん？　お前、一両しかないぞ。八百足りないぞ」
与「八百はいいんだ」

家「何がいいんだ？」
与「八百はあたぼうだ」
家「なんだ、あたぼうってえのは？」
与「あたぼうってえのは、当たり前だべらぼうめ、ってんだ。江戸っ子だから、あたぼうだ」
家「あたぼう？　おい、不足に持ってきて、あたぼうとはなんだ？　誰に言っているんだ」
与「お前に言っているんだ」
家「この野郎、とんでもねえこと言いやがった。場合によっては、半分持って来たら返してやってもいいと思っていたが、そういうことを言うなら一文欠けても道具箱は渡せない。八百持って来い」
与「じゃ、一両返してくれ」
家「一両は内金にもらっておく」
与「そりゃ酷いよ。大工にとって道具箱は商売物だ。そいつを持って行きやがったんだ。ホントは只取れるんだけれども、長いものには巻かれて犬の糞で……」
家「何言ってやがる。とっとと八百持って来い」

政「どうした？」
与「向こう、行ったんだよ」
政「行ったから帰って来たんだろう。で、道具箱は？」
与「向こうにあるよ」
政「向こうにあっちゃ駄目だろう。何故持って来ないんだ」
与「八百足りないから駄目だって」
政「八百ばかりはあたぼうだろう」
与「あたぼうは駄目なんだ。向こうじゃあんまり流行《はや》ってねえ」
政「おいおい、お前、八百足りないって言われて、なんて言ったんだ？　足りない分は稼いであとで持って参りますって言ったんだろうな」
与「そんなことは言わない。だから、あたぼうだって言ってやった。そしたら、あたぼうって何だって言うから、当たり前だべらぼうめ、だって。噛んでふくめるように教えてやった」
政「お前の馬鹿にも呆《あき》れ返るよ。しょうがねえなぁ。持って行った一両返しねえ」
与「一両も向こうにある」
六「道具箱返さねえで、一両は取りやがったのか」
与「内金にもらっておくって」
政「じゃ、何か、一両は取り上げ婆《ばば》か」
与「それが爺《じじい》なんだよ」
政「そんなことはどうでもいいや。しょうがない。俺が行って掛け合ってやらぁ」

家「おや、棟梁じゃないか。どうしたい、お入りなさいよ」
政「どうもご無沙汰しております」
家「まぁまぁ、お入りお入り。婆さん、お茶を入れな。お前さんはこの頃、いい棟梁になりなすった。評判だよ。大勢人を使っていると、身体に貫禄がついてくる。あれ？　お連れさんかい？　お連れさんがいるなら入ってもらえばいいじゃないか。こっちへ入ってください。さぁ、どうぞどうぞ……、なんだ、馬鹿野郎、また来たのか。棟梁、お前さん、まさかあいつのために来たんじゃないだろうね」
政「どうも相すみません。あの野郎が休んでいるもので、ちょっと様子を見にまいりましたら、大家さんに道具箱あずけたと言いまして。それでさんざん小言を言いまして。あんないい大家さんが道具箱を持って行くなんてえのは余程のことだ、で、店賃が溜まっていると言うもんですから、あっしが立て替えて野郎に持たせましてね」
家「いや、それなんだよ。一両八百のところをね、一両持って来た。

すみませんとかなんとか言えばいいんだ。それをね、八百足りないって言ったら、あたぼうだ、って言いやがる。あたぼうって何だ、って言ったら、当たり前だべらぼうめ、と言いやがる。で、犬の糞がどうたら。癪《しゃく》にさわってね。だから、棟梁、すまないが、あと八百出してくれねえか。そうしたら、道具箱を渡そうじゃないか」

政「すみません、大家さん、あればすぐに出すんだがね、腹掛けのドンブリ⑤の中に一両しかなかったんで。大家さん、申し訳ない。一両持って来たんだ。道具箱を渡してはいただけないでしょうかね」

家「渡せないね。こうなったら。気分がよくない。もう八百だ。出しておくれ」

政「出しておくれと言われても。あれば出すんだ。ないものは仕方がないでしょう。一両八百のところを一両持って来た。八百なんてわずかな銭で……」

家「わずかな銭だ？　お婆さん、茶なんか入れなくていいよ。えっ？

⑤腹掛けのドンブリ　腹掛けについているポケット。この中に銭などを入れていた。

わずかな銭とはなんだ？　わずかなら持って来たらいいじゃないか。そうだろう？　お前さんは立派な棟梁だから、八百はわずかか知らないが、私には八百はたいそうな銭だ。一文だって、地べた掘っても出てきやしまい。嫌と言ったら、嫌だね。渡さないったら、渡さないよ」
政「大家さん、お願いしますよ。それじゃ、あっしの面が立たない」
家「面が立たなきゃ、転がってりゃいいじゃないか」
政「大家さん、これほどお願いしても、道具箱、渡しちゃいただけませんか」
家「渡せません。八百持って来たら、すぐにお返ししますよ」
政「だから、今はない。あとで持ってまいりますんで」
家「持って来たら、お返しします」
政「どうしても返していただけませんか？」
家「返しません」

政「いらねえや！」

家「婆さん、逃げるな。怖くはないぞ。なんだ？　いらねえや？　お前、大きな声出しやがったな。ここは野中の一軒家じゃねえぞ」

政「大きな声は地声だ、こん畜生、だんだん大きくなるぞ！」

家「お前さんなんだね？　私の前であぐらかいたね」

政「あぐらけえちゃ悪いか。俺の足であぐらかいて文句かあるのか。大きなお世話だ、こん畜生め。手前が渡せねえって言うから、いらねえってんだ。その代わり、覚えてやがれよ、この丸太ん棒！」

家「なんだ、丸太ん棒ってえのは？」

政「丸太ん棒ってえのはな、何を言ってもわからねえ。目も口も鼻もねえ、血も涙もねえ野郎だから丸太ん棒だ。わかったか」

家「あんまりいい例えじゃねえぞ。棟梁棟梁とおだてていればいい気になりやがって。手前なんぞはただの雪隠大工《せっちん》⑥じゃねえか。私は家主だ。町役《ちょうやく》⑦だぞ」

⑥雪隠大工　便所を専門に建てる大工の意味。そんな大工はいない。ようはまともな家は建てられないヘボ大工という意味。

⑦町役　町役人。奉行所より任じられて、町の戸籍管理や犯罪者の通報など、行政業務を行う役。

政「町役だって言いやがる。何が町役だ。手前、元のことを忘れたのか？」
家「元のこと？　私が何をしたと言うんだ？」
政「元のことを言ったら、手前は赤くなったり青くなったりしやがるぞ」
家「七面鳥じゃねえや」
政「そうかい。なら、俺が今ここで、元のことを言ってやらぁ。手前は元はと言えば、どこの馬の骨か、牛の骨かわからない野郎で、この町内に流れて来やがって。その時のナリを覚えているか？寒空《さむぞら》に向かって洗いざらしの浴衣一枚だ。ガタガタふるえていやがって。なにぶんお願い申し上げますって頭下げたから、皆が可哀想に思って、町内の番小屋に置いてやって。いろんな用事で使ってやってたんじゃねえか。おい、この手紙届けてくれ。へい、ただいま。そうやって一文二文の使い賃もらって暮らしてやがった、手前は使い奴《やっこ》じゃねえか。おい、この手紙を向こうに届けてくれ。駄目です、向こうから風が吹いて来ました。お腹が減って歩けません。風のまんまに飛んで行きやがって。この風吹き烏《かざふきがらす》め。何を言いやがるんだ。手前の運が向いたのは、芋屋の六兵衛さんが死んでからだ。六兵衛さんのことを忘れたら、手前罰が当たるぞ。そこにいる婆は誰だ？　元は六兵衛さんのかみさんじゃねえか。その時分は色が白くてぶくぶく太って、いやらしい婆だった。六兵衛さんが生きている時分から、芋洗ったり、おべっか使って入り込みやがって。そのうち六兵衛さんがぽっくり逝《い》ったら、ずるずるべったりで家に入りやがって。何が家主だ。町役だ。六兵衛さんは評判の芋屋だった。六兵衛さんが芋焼いて売っている時分は、川越⑧の本場の芋で、ふっくらしていて、薪を惜しまねえから旨《うま》かった。ほうぼうから買いに来ていたよ。手前の代になってみやがれ。手前は場違いな芋使いやがって。薪も惜しみやがるから、芋はゴリゴリだ。手前の芋食って、腹くだして

⑧川越　埼玉県の地名。城下町で小江戸と呼ばれている。川越街道が整備され、農産物を多く江戸に運び、とくに江戸っ子が食べる芋は川越産が多かった。

死んだ者がいくらもいらぁ。この人殺し!」
家「町役人にそこまで言うか」
政「何が町役人だ、こん畜生め。いいか、よく聞け。手前が町役人面するなら、考えがある。お恐れながらと訴え出れば、弱い俺たちには強いお奉行様⑨がついている。お白洲⑩の砂利掴んで泣きっ面するなよ。おう、与太郎、お前もなんか言ってやれ」
与「何を言えばいい?」
政「なんでも構わねえ。俺がケツ持つ⑪から好きなことを言ってやれ」
与「うん。わかった。言うよ」
政「早く言え」
与「言うよ。やい、大家さん」
政「さんなんていらねえよ、あんなものには。大家でいいんだよ」
与「やい、大家、大家め。おやおや」
政「何を言ってるんだよ」

⑨お奉行様　江戸町奉行。江戸の行政、治安を守ることが任。今の都知事と警視総監、東京地裁判事を兼任。南北二名が月交替で任に当たった。大岡越前守、遠山左衛門尉、根岸肥前守、佐々木信濃守らが有名。
⑩お白洲　奉行所で裁定をする場所。白い砂利が敷き詰められているところから、お白洲と呼ばれた。
⑪ケツ持つ　後ろ盾になる。

与「やい、大家。手前は大家だろう。大家のくせして、店賃取りやがって、ふてえ野郎だ」
政「それは当たり前だ」
与「当たり前だぞ。お前なんか、赤くなったり、青くなったりするんだろう、七面鳥じゃねえや」
政「それは向こうが言うんだ」
与「お前が言うんだ。お前なんか、元はなんだろう。なんだっけ?」
政「馬の骨だ」
与「馬の骨だ。どこの馬の骨だ?」
政「聞くなよ」
与「馬の骨で、牛の骨だ。それでもって、軍鶏《しゃも》の骨で唐傘《からかさ》の骨?」
政「骨なんか並べるな」
与「この長屋に流れて来やがった、洪水で」
政「余計なこと言うな」

与「あとはなんだっけ？」
政「使い奴だよ」
与「そうだそうだ。それでなんだっけ？」
政「風吹き烏」
与「風吹き鳶《とんび》？」
政「鳶じゃねえ、烏だ」
与「鳶のほうが大きいよ」
政「大きさなんてどうでもいい」
与「手前なんぞは鳶だ。鳶に油揚げ？ 手前は油揚げは好きか？ あたいは大好き」
政「くだらねえことを言うな」
与「お前が運が向いたのは六兵衛さんが死んだからだ。お前なんか、六兵衛さんが死んでも香典も包んでねえだろう」
政「うまいこと言うな」

与「あたいも包んでない」
政「余計なこと言うな」
与「そこにいる婆のところに、ずるずるべったりで入り込みやがって。それでもって六兵衛さんと夫婦になって」
政「男同士で夫婦になれるか」
与「男同士で夫婦になれるか」
政「お前に言ってるんだ」
与「あたいか。それでもって、芋も薪もケチって銭貯めて、こんな立派な家主になって。おめでとうございます」

大工の政五郎が与太郎を連れまして、お恐れながらと願って出る。昔はなかなか、お取り上げにはならなかったそうですが、政五郎の請願《せいがん》の書き方がうまかった。

一．この度、与太郎、家主源兵衛に二十日あまり道具箱を留め置かれ、老いたる母路頭に迷う。

これが南のお奉行、大岡越前守様⑫のお目にとまりました。早速お呼び出しになります。

呼び込みとともに白洲に出られます正面一段高い所にお着座になりましたのはお奉行様。左右は目安方⑬、立会《つくばい》の同心⑭が控えております。白洲は水を打った様にしーんとしている。そこへ。

大岡越前守「神田小柳町家主源兵衛、店子与太郎、差添人、神田竪大工町喜兵衛地借、大工職政五郎、詰め合いの者、付き添い、来ておるか？　では、家主源兵衛、面《おもて》を上げよ」

家「ははーっ」

越「願書の趣によると、これなる与太郎はそのほうに二十日あまり

⑫大岡越前守　江戸時代の行政官。一六七七〜一七五二。伊勢山田奉行から、徳川吉宗に抜擢され、江戸町奉行となる。享保の改革で行政官としての手腕を発揮。寺社奉行となり三河に一万石の知行を持つ大名となった。講談では「大岡政談」で数多くの難事件を解決している。

⑬目安方　民事訴訟の調査をする役人。

⑭同心　奉行所の下級役人。事務や、警察の任に当たった。

も道具箱を留め置かれ、老いたる母親路頭に迷うと申す。何ゆえあって、道具箱を返さぬのか」

家「さようでございます。店賃が溜まっております。催促をいたしましても払わぬゆえ、道具箱を抵当に持ってまいりまして、預かりました。すると当人が一両持ってまいりまして、道具箱を返してくれと申しますので、一両八百が四月の店賃でございます。八百足りないのはどういうわけだと尋ねますと、八百くらいは当たり前だ、あたぼうだ、只でも取れる、などと申しますので、いさかいになりましてございます」

越「それはそのほうの聞き間違いである。一両八百のところを、一両持ってまいり、八百のために左様なことを言うわけがあるまい。それは聞き間違いであろう。与太郎、左様なことは言わないであろう」

与「言ってやりました。あたいは、あたぼうだ、って。そう言ってやりましたよ」

越「店賃を不足に持ってまいり、あたぼうということがあるか。そのほうは道具箱を留め置かれて老母を養いかねるとあるが、一両の金はどうしたのだ?」
政「恐れながら申し上げます。一両の金は私が与太郎に貸しました」
越「そのほうが貸し与えたのか。では、もう八百、与太郎に貸し与え、源兵衛に返してつかわせ。源兵衛も八百受け取れば文句はなかろう。帰りに与太郎に道具箱を返してつかわせ。立て」

ぞろぞろと腰掛け、控え室に戻ってまいります。

町内の者「大家さん、どうでしたか」
家「どうも。おかげ様で勝ちましたよ。勝つのは当たり前。与太郎の馬鹿は知っていますが、尻押しをする馬鹿がもう一人いる。家主相手に店子《たなこ》が訴えるなんてえことが、あっていいわけがない。おい、与太郎、尻押しのところへ行って、八百もらって来い」
与「へーい。おい、尻押し」
政「うるせえ、こん畜生め。手前くらいドジはねえな。お奉行様が左様なことは言わないだろうって言ったら、言いましたって言いやがる」
与「お奉行様の前で嘘はいけねえ」
政「お前のおかげで、負けちまったじゃねえか」
与「うん。よく考えたら、こっちがよくない」
政「何を言ってやがる。八百やるから、返して来な」
与「うん。やい、大家、八百持って来たぞ」
家「受け取ってやる。出せ」
　このあと、裁きが終わりましたという書類を書きまして、一同がもう一度お白洲へと呼ばれます。

越「政五郎、与太郎に八百貸し与えたか。左様か。奇特である。源兵衛、八百受け取ったか。左様か。では、与太郎に道具箱を返してやれ。もう言いぶんはないか」
家「言いぶんはございません」
越「左様か。では奉行より一つ尋ねるが、そのほう、与太郎より道具箱を店賃の抵当に預かったのか？」
家「左様にございます」
越「一両八百の抵当に、道具箱を預かったのだな」
家「はい」
越「すると道具箱は質物になるが、そのほう、質株⑮は持っておるのか」
家「質株……」
越「質株なく、他人の品物を預かるという法があるか。町役を務める者が左様なことをわきまえぬわけはあるまい」
家「恐れいってございます」

⑮質株　質屋、貸し金業の営業許可証。

越「本来は咎《とが》めを申し付けるところなれど、今度は特別に科料⑰で許して遣わす。与太郎はそのほうに二十日あまり道具箱を留め置かれ、老いたる母親が路頭に迷うは不憫《ふびん》である。二十日の手間を払ってやる。政五郎、与太郎の二十日の手間はいくらだ」

政「申し上げます。大工の手間はちょいと上がっておりまして、それに与太郎は人間はドジですが、仕事となりますと人一倍の腕がございます」

越「構わぬ。値を申せ。大工の手間はいくらだ」

政「えー、一日銀十匁⑰にございます」

越「何、十匁とな。二十日で二百匁、金で三両二分。源兵衛、科料は三両二分である。与太郎に払って遣わせ。職人の手間ゆえ、日延べは相成らぬ。立て」

また、腰掛けに下がって来る。

⑯科料　軽い罰金刑。

⑰銀十匁　銀は重さが単位になっていた。銀を金に換算すると、金一両は銀で約五十匁。銀十匁は約二万円くらいになる。

町「大家さん、どうしました？」
政「こっちが勝ったよ。おい、与太郎、金もらって来い」
与「行って来る。大家」
家「うるせえな」
与「職人の手間ゆえ、日延べは相成らぬ」
家「生意気言うな。安兵衛さん、すぐ返すから三両二分貸してくれ。帰ったら返すから。頼むよ。さぁ、持って行け」
与「棟梁、もらって来たよ」
政「うまくいったな」

三度目のお呼び出しがございます。

越「源兵衛、三両二分つかわしたか。左様か。政五郎、確かに受け取ったか。源兵衛、縁ありて店子となりし与太郎じゃ。面倒を見てやらねば相成らぬぞ。政五郎、与太郎が立派な職人になれるよう、これからも面倒を見てつかわせ。よいな。与太郎、そのほうも老いたる母親に孝養を尽くし、仕事に精を出さねばならぬぞ。よいな。調べは一件落着だ。立て。あー、待て。政五郎」

政「へえ」

越「一両八百の抵当に、三両二分とは、ずいぶん儲かったであろう」

政「へい。大工は棟梁（細工はりゅうりゅう）調べをごろうじろ」

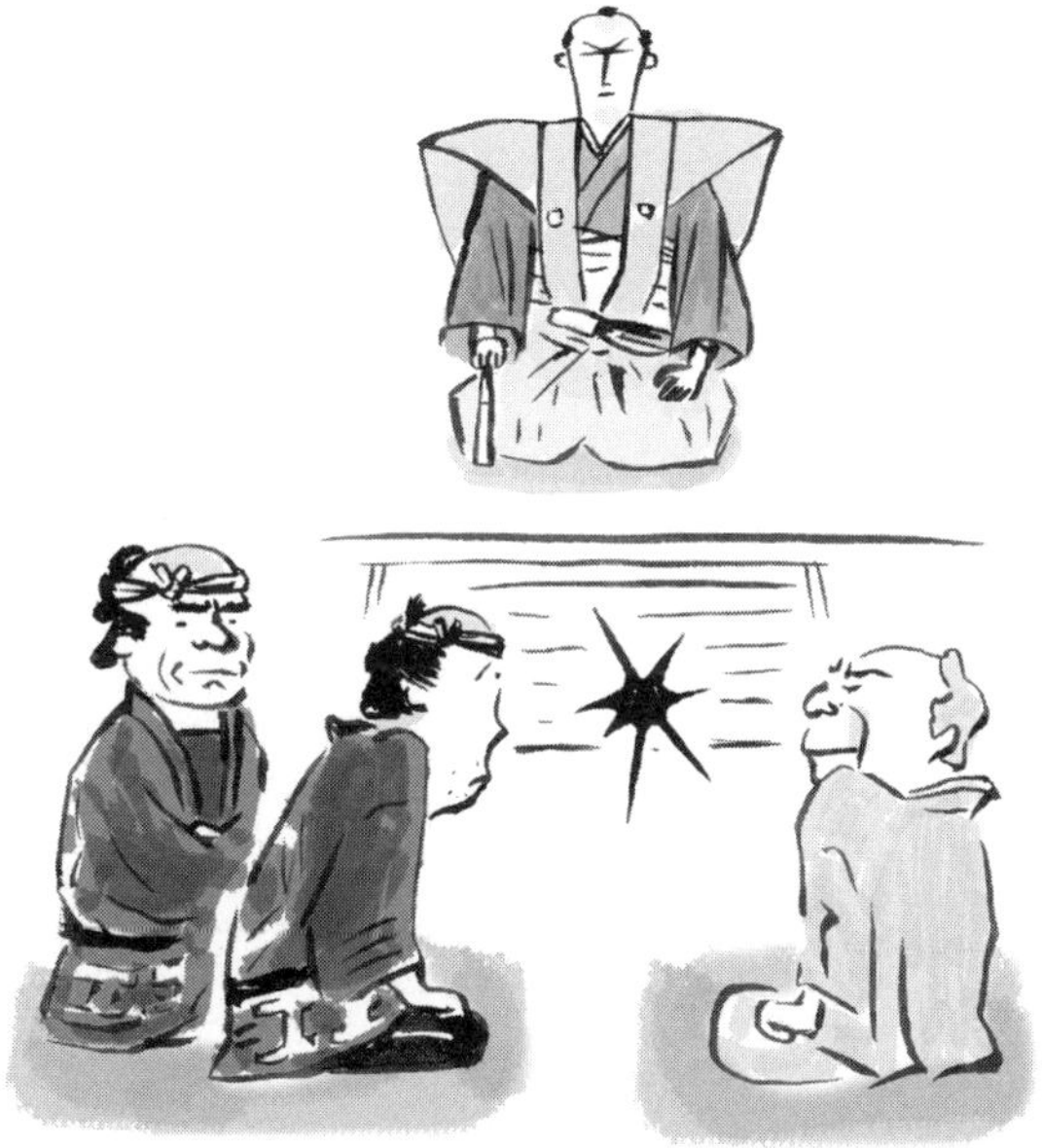

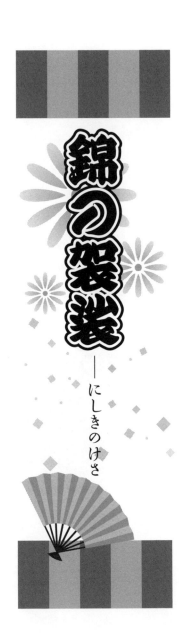

錦の袈裟

——にしきのけさ

噺のほうには江戸っ子なんてえのが出て参ります。

ずいぶんと見栄っぱりだったそうで。

隣の町内がこういうことをした。こん畜生、負けていられるかってんで、うちの町内はもっと派手なことをしてやろう。そうやって張り合った、なんてえのがあったそうでございます。

江戸っ子一「おーい、皆、集まってくれ」

①吉原《なか》　現在の台東区浅草北。明暦三年（一六五七）、

江戸っ子二「なんだ、どうしたんだ?」
一「面白くねえことがあったんだよ」
二「どうしたの?」
一「実は夕べ、隣町内の連中が皆でもって吉原《なか》①へ繰り込んだ」
二「なるほど」
一「そろそろお引けって時分によ、連中が全員、スパッと着物を脱ぐと、縮緬《ちりめん》②の長襦袢《ながじゅばん》の揃いだ。こいつでお前、皆でカッポレを踊ったってんだよ」
二「なかなか粋なことをやるね」
一「そうなんだよ、やることは粋なんだけれどな。そのあとでもって言った言葉が癪《しゃく》にさわる。隣町内の連中もいろんな遊びをするようだが、こんな気の利いた遊びは出来ないだろう、こうヌカしやがったんだよ。俺はちょいと脇から聞いたんだけれどな、黙って引っ込んでられるか。おい、どうだ、お前たち」

日本橋にあった遊廓が当地に移転され、以後、新吉原と称された。江戸時代は公娼(幕府公認の売春施設)としておおいに賑わった。明治以降は公娼制度が廃止され、貸し座敷の料理屋となったが売春行為は行われ栄えていた。昭和三十三年(一九五八)、売春禁止法施行以降はソープランド街となった。鶯谷よりタクシーが便利。

②縮緬　絹織物の一種。

二「そらそうだよ。なぁ、黙って引っ込んでいられるか」
江戸っ子三「そうだよ。なんとかしなくちゃいけねえぞ」
一「だから皆に集まってもらったんだ。それ聞いて何もしないでいたら、負けたことになっちまう。一つ変わったことを考えて、俺たちも出掛けなくちゃいけねえ。隣町内には負けられないぞ」
二「それは負けられないよ。今までだって、負けたことはないんだ。祭りの時でも、お神酒所に酒樽が三つ出てるって聞いたら、こっちは四つも五つも出したし。浴衣を百染めたって聞けば、こっちは二百染めてきたんだ。負けたことはないんだ！」
三「そうだよ。負けたのは一昨年の腹くだしの時だけだな。あの時は隣町内は八人で、うちは六人だった。あの時は悔しくて泣いた」
一「馬鹿だね、この野郎は。そんなことで泣く奴があるか。よし。皆がそう言うなら、なんか考えようじゃねえか」
二「そうだそうだ。これなら負けないってものを考えようじゃないか」

一「変わっていて珍しい、向こうは縮緬の長襦袢の揃いだ。粋なことをしていやがる。下手なことをしたら、恥かくぞ。なんかないか」

江戸っ子四「変わったのでよろしければ、ございますがな」

一「なんかあるか？」

四「どうでしょう、褌《ふんどし》の揃いってえのは」

一「この野郎、何ぬかしていやがるんだ。褌なんて誰だって締めているんだ。別に変わっちゃいねえぞ」

四「ええ。ですから、ただの褌じゃございません」

一「六尺の揃いか？」

四「そんな短いのじゃございません。十五尺の褌を締める」

一「ずいぶんあまるな」

四「あまったのは引きずって歩く」

一「なんだ？」

四「お引きずりの褌」

一「張り倒すよ。そんなもの引きずって歩いたら、人に踏まれて危なくてしょうがない」

四「ええ。ですから、前の人の褌を持って。繋がって歩く」

一「くだらないことを言うな。他にないのか？」

二「ちょっと待て。褌と言えば、お引きずりはいけねえが、俺も一つ褌で考えた」

一「よしなよ。褌なんて面白くねえよ」

二「まぁまぁ、こっちの話も聞いてくれ。褌は褌でも、錦[3]の褌の揃いっていうのはどうだ？」

一「錦？　錦の褌とは、またずいぶん贅沢なことを言い出したな。錦なんて高いんだぞ。そんな高い錦なんて、どうするんだよ」

二「高いからいいんだ。安いものなんかしょうがない。一寸いくらなんていう高いものを、惜しげもなく褌にしているから値打ちがあ

③錦　絹織物の一種。金糸銀糸や種々の彩糸を用いて華麗な模様を編んだもの。

るんだ。お引けってえ時にスパッと着物脱いで、錦の褌の揃いで。キンキラキンキラして綺麗だろう。これならよ、隣町内の縮緬の長襦袢に負けないだろう」
一「なるほど。これは面白い。やってみる？　やるか？　よしわかった。やろう。じゃ、今夜出掛けるから。皆、いいか。夕方までに錦の褌締めて、ここに集まってくれよ。わかったな。錦の褌締めてねえ奴は連れていかねえからな。懐具合の悪い奴も、なんとかしろい。ここは隣町内と勝つか負けるかの瀬戸際だ。カカア質に入れてでも、なんとかしろ。錦の褌締めて集まってくれ。いいな。あっ、与太郎だ。お前、どうする？　一緒に行くか？」
与太郎「あたいも一緒に行く」
一「一緒に行くって、錦の褌締めてねえと駄目だぞ」
与「わかったよ。今から家に帰ってね、おかみさんに相談してみる」
一「よせよ。女郎買いに行くんだぞ。いちいち、カカアに相談する奴があるか」
与「でも、うちのおかみさんエレえから」
一「お前のカカアはエレえのか?」
与「うん。エレえからね。カカアなんて言ったら張り倒される」
一「何、カカアにへーこらしてやんで。カカアなんてえのはな、たまに横っ面引っぱたいてやれ」
与「駄目なんだよ。おかみさん強いから。この間も、腕逆手《うでさかて》にとられて、荒縄で縛られて天井から吊るされた」
一「なんかお前のところ、楽しそうだな」
与「おかみさん怒らせるとね、飯食わしてくれねえんだ。謝ると、飯食わせてくれるんだけれどね。こっちも男だ。いつも謝っていたら沽券《こけん》にかかわる」
一「おう、そうだぞ」
与「だから我慢していたんだが、三日も飯食わないと、腹が減って

腹が減って」
一「よく我慢したな、エレえぞ。どうした」
与「三日目だ。やい、おかみさん、ごめんなさい」
一「謝ったのか」
与「勘弁してください。許してくださいって。土間に両手をついて、頭こすりつけて泣いて謝ったら、今度だけは勘弁してやるって。飯食わせてくれた。その時の飯のうまかったこと」
一「馬鹿だね、こいつは。長生きするよ。じゃ、そのエレえおかみさんに相談してみろ。町内の付き合いで行くんだ。エレえおかみさんが、亭主に錦の褌を締めさせて吉原へ、町内の付き合いに出せるのかどうか、そう言ってみなよ。きっとなんとかしてくれるぜ」
与「わかた。そう言ってみるよ」
与「おかみさん、ただいま」

女房「どこをウロウロしてるんだい、この人は。早く上がりなよ」
与「上がるよ、自分の家だから。あの、おかみさん、ちょっと相談があるんですがね」
女「相談って面じゃないよ。冗談みたいな面してさ。なんだい？」
与「あの、女郎買いに行くんだよ」
女「誰が？」
与「あたいが」
女「また、天井から逆さ吊りにされたいの？　お前、誰に言ってるんだい？」
与「町内の付き合いなんだよ」
女「町内の付き合い？」
与「でね、揃いがあるんだ」
女「なんだい、揃いってえのは？」
与「錦の褌を締めてねえと、連れて行ってもらえねえんだよ」

女「まったく。いい大人が何をしようって言うんだよ。いいかい、お前、錦なんていうのはね、高いんだよ。そんな高いもの、買えるわけないじゃないか」
与「でもさ、錦の褌締めないと、駄目だってえんだ」
女「じゃ、行かなきゃいいじゃないか。おしまい」
与「あ、あのね、おかみさん、どうかお願いします」
女「駄目。無理」
与「そこをなんとか。町内の皆が言ってました。エレえおかみさんが、亭主に錦の褌を締めさせて吉原へ、町内の付き合いに出せるのかどうか、そう言えば、きっとなんとかしてくれるって」
女「誰が言った？　畜生め、馬鹿にしやがって。そんなこと言いやがったか。わかった。なんとかしてやるよ。してやるけれどさ。錦の褌かい？　なんとかしてやりたいけれどね､買う金はないし。弱ったね。そうかと言って、このまま黙って行かせないのは悔しいし。

何かいい考えは……。そうだ。ちょいとお前、借りておいで」
与「どこに行って借りて来るんだ？」
女「お寺行って、和尚さんに借りといで」
与「えっ！　和尚さん、錦の褌締めているのか？」
女「馬鹿だね。そんなの締めている人なんていやしないよ」
与「いや、いくらあたいでも、他人の締めた褌借りて締めるのは」
女「だから褌じゃないよ。和尚さんが掛けている袈裟[④]があるだろう。あれが錦だから。あれを借りて来たら、私がちゃんと褌に締めてあげるから」
与「うん。じゃ行って来る」
女「お寺行ってなんて言うの？」
与「褌にするから袈裟貸して」
女「馬鹿だね。そんなこと言ったら貸してくれるわけないだろう。いいかい、こう言うんだよ。実はお願いがあってうかがいました。

④袈裟　僧侶が左肩から右脛下に衣の上から懸ける長方形の布。

手前どもの親戚の娘に狐が憑きました。ありがたい和尚様の錦の袈裟を掛けると狐が落ちると言いますから、どうぞお貸しいただきたいと、こう言うんだよ」

与「あー、そうか。わかった。行って来る」

与「こんにちは、和尚さん」

和尚「おやおや、与太さんか。珍しい。さぁ、こっちへ上がんなさい。今日はどうしなすった」

与「えー、実はお願いがあってうかがったんですが」

和「なんだい？」

与「実は手前どもの親戚の狐に娘が憑きまして」

和「それはアベコベだな」

与「そうそう。アベコベが憑きまして」

和「そんなものは憑かない」

与「で、ありがたい和尚様の錦の褌……、じゃないや、錦の袈裟を掛けると、狐が落ちるといいますから、どうぞ貸してください」
和「そうかい。ありがたい和尚などと言われると恥ずかしいがな。愚僧のでよければ貸してあげよう。おい、珍念や。袈裟箱を持っておいで。ちょいと広げて、与太さんに見せてあげなさい」
与「ずいぶん汚い袈裟だね」
和「汚いのではない。代々この寺に伝わる袈裟で、室町時代から伝わる由緒ある袈裟でな」
与「古過ぎるよ。室町時代の褌締めている奴なんていねえや。いや、なんでもありません。もっと綺麗なのはないんですか?」
和「このほうが狐には効き目があるぞ」
与「いや、吉原の狐は、絶対に綺麗なほうが効き目がある。いや、なんでもありません。あっ、こっちの袈裟がいい。これ、ピカピカして綺麗ですね」

和「これは駄目なんだ。檀家の収め物でな。檀家の法事が明日の昼にあってな、この袈裟をつけて行かねばならぬのじゃ。そうだ。明日の夕方からなら、貸してやってもよいぞ」
与「明日じゃ駄目なんです。今晩いるんだ。じゃ、和尚さん、明日の朝、一番で返しますから、貸してください」
和「それまでに狐が落ちればいいが」
与「大丈夫です。必ず今晩中に落ちます。早く貸してください。早く帰って締めないと」
和「何を締めるんだ？」
与「褌を。いや、締めるんじゃなくて、掛けるんです、袈裟を。必ず持って来ますから、貸してください」
和「返してもらわぬとタイヘンなことになる」
与「わかりました。必ず返しますから、お願いします」

与「おかみさん、借りて来たよ」
女「あらま、綺麗なのを借りて来たね。うまくやったね」
与「どんなもんだい。さぁ、締めておくれ」
女「締めてあげるよ。そこに立って。褌はずしな」
与「うん」
女「悔しいけど、しょうがない。町内の奴らに何言われるかわからないからね。よいしょ。これでどうだ」
与「うーん、なんだかゴワゴワしてる」
女「しょうがないよ、モノがいいんだ」
与「生地がいいんだ。へへへ。綺麗だなぁ。嬉しいなぁ。あれ？前に輪がぶらさがっている」
女「それは袈裟輪ってんだよ」
与「邪魔だな。取っちゃおうか」
女「駄目だよ。明日の朝、返すんだろう」

与「返すけれど。こんなのつけてたら、なんだって聞かれたら、どうしよう」
女「なんでもいいよ。厠《かわや》に行く時に、あっちこっち汚すと困るから、そういうものがついているんだとか」
与「なるほど。わかった。行って来る」

一「よしよし。集まったか。ここに並んでくれ。皆、並んだら、一つ威勢よく、ケツをまくってくれ。おう、綺麗だ。皆、ピカピカして。見事なもんだぜ。そろそろ出掛けるか。えっ？　与太郎がまだ来ない？　来るのかね、あいつ？　えっ、来た？ あー、来た。変な歩き方してやがるなぁ。おーい、与太、お前、行くのか？」
与「うん。あたいも一緒に行くよ」
一「一緒に行くったってよ、錦の褌締めてねえと駄目だぞ」
与「大丈夫。ちゃんと締めて来たよ」

一「そうか。じゃ、ちょっと確かめるから。ケツまくってみろ。向こうに行って、お前だけ越中⑤じゃ、趣向にならねえからな。パッとまくれ、ケツまくって見せろ。ぐずぐずするな。おっ！　どこで手に入れたんだ？　一番いいのを締めてやがるぜ。驚いたな。なんだ、その前についている輪は？」

与「これかい？　はばかり⑥行って、汚さないようにって、おかみさんがつけてくれた」

一「そうかい。それじゃ出掛けようか」

ワーワー言いながら吉原へ参ります。芸者あげてドンチャン騒ぎ。さぁ、お引け⑦って時に、一同がパッと着物を脱ぐってえと、錦の褌の揃い。実に見事なものでございます。

主人「おい、喜助、ちょっとこっちに来なさい」

⑤越中　越中褌のこと。布に紐をつけた前を隠すだけの簡易な褌。細川忠興が鎧をつける時に用いたから、忠興の官位越中守が語源。

⑥はばかり　便所のこと。

⑦お引け　宴会を終了して寝る時間。中引けが九つ（午前零時）で表の営業が終了するが、遊女の本格的営業はここからになる。

喜助「旦那様、お呼びでございますか」
主「あのお客様方の騒ぎようは。驚いたな」
喜「私もこちらにご奉公に上がって以来、あのような騒ぎは見たことがございません。はじめてでございます」
主「私もはじめて見るよ。あんな贅沢は見たことがないよ。錦の褌だ。凄いことをするじゃないか。お前、あのお客様方、どなただかわかるか?」
喜「お職人さんのように見えますが」
主「お前さん、何年この商売やってるんだい。あれをお職人と見るようじゃ、まだまだだ。あれはお大名のお忍びの

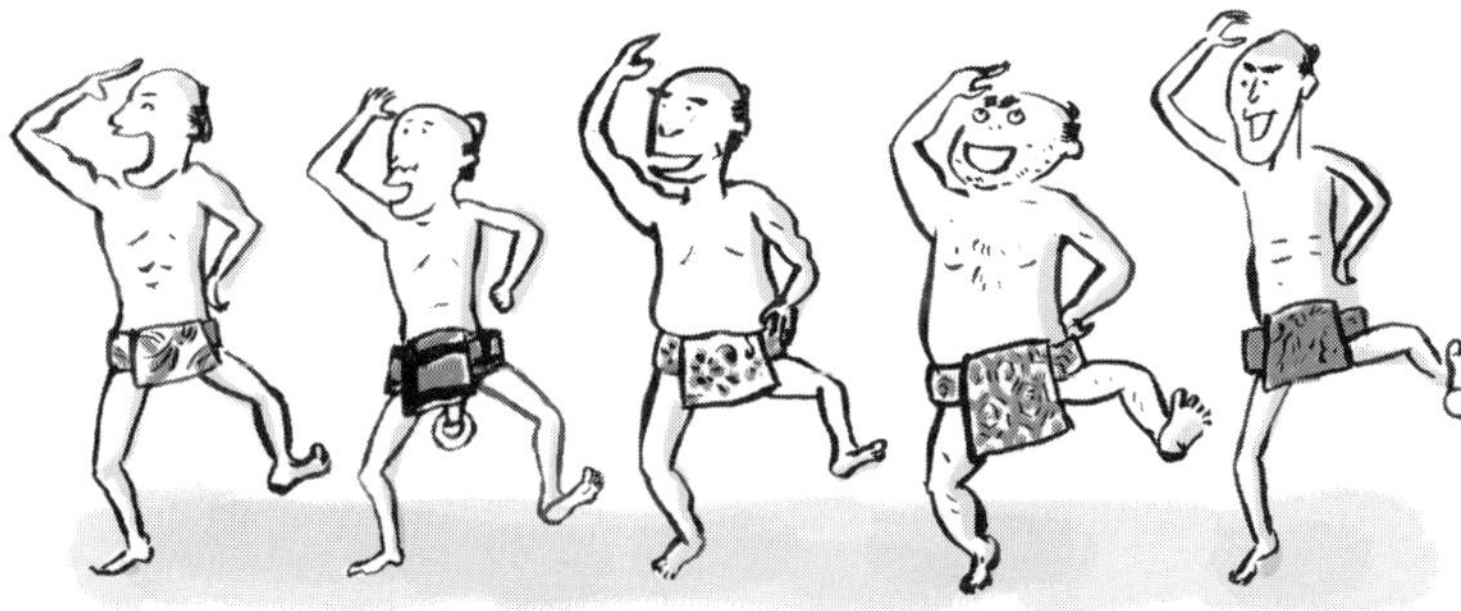

遊びだ」
喜「それにしちゃぁ、言葉がぞんざいです」
主「わざとそういう風に喋っているんだよ。お職人で、錦の褌なんて贅沢なことが出来るか。中で、誰がお殿様だかわかるか？」
喜「わかりません。どなたが殿様ですか？」
主「わからないのか？　しょうがないなぁ。前に白い輪をつけている方がいらしたろう。あの方がお殿様だよ」
喜「えっ？　なんだかボンヤリしている方ですよね」
主「ご苦労がないから、ボンヤリしてるんだよ。いいかい、お殿様だから、くれぐれも粗相のないようにな。他の者は家来だからどうでもいい。お殿様だけはとにかく大事に。いいですか。頼みましたよ」

とんだ勘違いで。大一座ふられた奴が起こし番。ああいうところで、朝、他の部屋の様子を見てまわっている奴にモテた奴はおりません。

一「おはよう」

二「おはよう」

一「どうだ、夕べの具合は」

二「なんの具合？」

一「張り倒すよ。なんの具合って言ったら、女しかねえだろう。どうだった？」

二「冗談じゃないよ。女なんか来やしないよ」

一「ふられたのか？」

二「ものの見事。面白くねえのはよ、女が俺のことを、ご家来って言いやがる。何が家来だって言ったら、お殿様のお供もタイヘンですねって笑ってやがる。何をこん畜生めって言おうと思ったらよ。ご家来さん、私、今夜、ご家来さんを寝かさないわよ、って言うから嬉しくなってよ。そしたら、女が、私、しっこに行って来る、行ったきり戻って来ない。待てど暮らせど帰って来ない。で、明け方に戻って来たんで、お前のしっこは長いなって聞いたら、ええ、私は丑年の生まれですって。なるほど、俺のことを一晩中寝かせなかった」

一「つまらない話だなぁ。いや、俺もそうなんだよ。女、寝ると向こうむいちまう。こっち向けってえと嫌だって言う。じゃ、俺がそっちに行くって言ったら、こっちは箪笥があるから駄目だって言うんで、狭くてもいいって言ったら、そうじゃない。箪笥の中の物がなくなるって泥棒扱いしやがる。他の連中は？　皆、ふられた？　こんなところに長居は無用だな。とっとと帰ろうぜ」

二「待ちなよ」

一「どうした？」

二「一人足りない」

一「与太郎だ。あいつ、どこに行きやがった？　連れて帰ってやらねえとな、きっとカカアにお仕置きされちゃうからよ。探してやれ。ちょうどいいや、おい、ご主人」

主「お呼びでございますか」

一「俺たちと一緒に来た、少しボーッとした奴がいたろう」

主「お殿様でございますか」

一「何言ってやがる。お殿様かなんか言われてやがるよ。そのお殿様だ。どうした？」

主「まだお休みになっておられます」

一「お休みだってよ。わかったわかった。どこだ？　突き当たり？　わかったよ。俺たちで勝手に行くからよ。まだグーグー寝てやがるんだよ。暢気《のんき》だねえ。幸福《しあわせ》な奴だよ。この部屋？　おい、次の間付きだよ。どうなってるんだ？　枕元に屏風？　生意気だね。屏風立てまわす面じゃねえや、畜生め。あーっ！！」

二「なんだよ、でかい声出して。どうしたんだ？」
一「どうしたじゃねえぞ。こっちに来てみろ。女がいるぞ」
二「なるほど。女がいるよ。今年の南瓜は当たり年か」
一「おい、与太、与太郎、起きろ、起きやがれ」
与「うはははは。おはよう」
一「おはようじゃねえぞ。いつまで寝ていやがるんだ。皆、帰るんだ。早く支度しろ。ニヤニヤしてるな。早くしろ。おい、花魁、そいつを起こしてくれねえか」
花魁「その口の利き方は無礼であろう。さがれ」
一「なんだ？　さがれだ。冗談よせよ。その野郎を起こしてくださいよ」
花「殿に向かって、その野郎とは。いい加減になさい。さがれ、家来ども」
一「何が家来だ。どうなってるんだ？」

花「家来じゃないか。お前たちなんぞは、輪がないくせに。輪なし野郎め」
一「輪なし野郎？　銭なし野郎は言われるけれど、輪なし野郎ははじめて言われたよ。そう言えば、与太の野郎、なんか輪をぶら下げてやがったよ。あれがモテるまじないだったのか。うまくやりやがって。おもしろくねえな。おい、与太、俺たちは先に帰るから。お前一人でゆっくりして行け」
与「あたいも一緒に帰るよ」
花「お殿様、今朝は帰しませんよ」
与「駄目だよ。袈裟返さないと、お寺をしくじる」

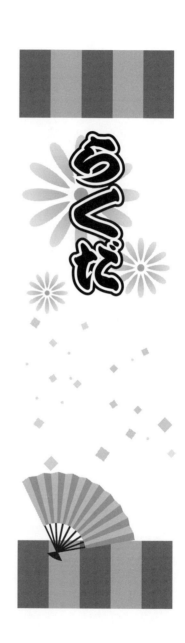

らくだ

ある貧乏長屋に住んでおります男、大酒飲みで乱暴者、長屋の者たちからは毛虫のように嫌われております。名前が馬。馬太郎だか、馬吉かなんてえのは誰も知らない。馬という名前で呼ぶ者もあまりいない。世間からは仇名で「らくだ」と呼ばれております。

らくだと申しますのは、砂漠におります、あのらくだでございます。江戸は文化の頃、江戸と大坂で、らくだの見世物があった。この時代、象とか豹とか孔雀とか、異国の動物を見世物にするのが流行ったそうで、象なんかはたいそう珍しい、孔雀なんかは綺麗ですから人気がありましたが、らくだというのは月の砂漠にいれば、乗り物として重宝なのでしょうが、見世物としては面白味がない。ただ、でかいだけ。ですから、でかくてあまり役に立たない奴のことを、らくだ、なんて仇名をつけたのでございましょう。

半次「おい、起きろよ、らくだ、起きろ。あれ？　参っちまっていやがる。夕べ湯の帰りだ。野郎に会ったら、河豚《ふぐ》ぶらさげてやがるから、おい、季節はずれにそんなものやったら当たるぜって言ったんだ。やりやがったな。苦しかったろうなぁ。身体の色が変わってやがる。俺が来たからいいようなものの……。しかし、マヌケな時に死にやがったなぁ。こっちは懐に百もねえ。俺はこいつに銭借りに来たんだ。銭がなけりゃ、葬式どころじゃねえなぁ、棺桶も買えやしねえ」

久六「くずーい」

半「屑屋だ。いいところに来やがった。この家の物を売ればいくらかにはなるだろう。おい、屑屋。おい、屑屋！」

久「へーい。いけねえ。悪い所で呼ばれた。らくださんの家だ。あそこで呼ばれると、碌《ろく》なことにならない。黙って通ろうと思ってたんだけれど、つい、声が出ちまった。どうしよう。弱ったなぁ」

半「何をぐずぐずしてやがるんだ。いいから、こっちへ来い」

久「えっ？　あー、どうも。こちらは、らくださんの家じゃござんせんでしたかね」

半「そうだよ、らくだの家だよ」

久「お留守？」

半「台所、見てくれよ」

久「は、はい。らくださん？　よく寝ていらっしゃる……」

半「寝たきりだ。生涯起きない」

久「えっ？」

半「夕べ、こいつに会ったら、でかい河豚ぶらさげてやがった。季節はずれにそんなのやったら当たるぜ、って言ったんだが、やりやがった」

久「らくださんが、河豚？　河豚食って、ふぐ死んだ？」

半「何をこら！」

久「いやいや、しかし、河豚もよく当てましたね」

半「身寄り頼りはねえって聞いている。俺は丁の目の半次っていってな、こいつの兄貴分になったつもりはねえが、こいつが俺のことを兄貴、兄貴って言いやがるからよ。兄貴らしいことをしてやりてえ。葬式の真似事くれえはしてやりてえ。だが、生憎《あいにく》、銭がねえ。屑屋さん、すまないが、ここの家にある物、いくらでもいいから買ってくれねえか」

久「いやー、そりゃ駄目です」

半「なんだと、どういうことだ」
久「ここの家の物で値のつく物はございませんよ」
半「ないことはないだろう。これだけの所帯だ。おう、そこの土瓶《どびん》はどうだ？」
久「底がありません」
半「底なしか。薬缶《やかん》は？」
久「漏るんです」
半「おう、ここに綺麗な丼があるじゃないか」
久「よく見て下さい。長寿庵って書いてあるでしょう」
半「出前取った丼か。そら、買えないわな」
久「私もいただく物があればいただきますが、こればかりは一文にも買えません。ご容赦ください。でも、らくださんも気の毒ですなぁ。乱暴な人でしたが、死ねば仏です。親方、ホントに少なくて申し訳ないが、私の気持ちでございます。らくださんに線香でもあげて差し上げてください」

半「悪いな。ありがたくちょうだいするよ。乱暴な人でしたが、死ねば仏です。その言葉でこいつも浮かばれるよ。ありがとう。その親切を見込んで、ちょっと頼みがあるんだ」

久「あー、すみません。ちょっと急ぎますもので……」

半「頼むよ！　長屋のことは俺はわからねえんだ。しかしよ、どんな長屋にも祝儀不祝儀の付き合いはあるだろう。おい、月番①の家はどこだ？」

久「月番さんは、お向かいの二軒隣です」

半「ちょっと行って来い」

久「らくださんが死んだことを知らせればいいんですね」

半「知らせるだけじゃ駄目だ。香典集めてもらってくれ」

久「それは駄目ですよ。私はこの長屋に住んでいるわけじゃないから、知らせるだけは知らせますが、香典のことは……」

①月番　長屋の雑用を月交替で行う当番係。

半「自分のことじゃねえ、他人のことだろう。相手は仏だ。仏だよな！」

久「行ってきます」

半「笊《ざる》を置いて行け」

久「駄目ですよ。屑屋の鑑札②のついた秤《はかり》が」

半「逃げねえように預かっておく。早く行け！」

久「悪い奴に会っちまったなぁ。らくだより性質《たち》が悪い。しょうがねえ。香典集めてもらって帰ろう。ごめんください」

月番「なんだい、屑屋さんか」

久「今月の月番はこちらでしたよね」

月「そうだよ」

久「あの、らくださんですがね」

月「らくだ？　らくだがどうした？」

②鑑札　営業の免許。

久「死んだんです」
月「らくだが死んだ？　夕べ？　河豚に当った？　あいつが死んだ？　それはよかった」
久「そのらくださんの兄貴分ってえのが来てましてね。この人がらくださんよりスゴイ人なんだ。どんな長屋にも祝儀不祝儀の付き合いはあるだろうから、香典集めて持って来てもらえって」
月「誰に？」
久「月番さん、あなたに」
月「よせよ。屑屋さん、らくだがどんな奴か知ってるだろう。つまんない使い頼まれちゃ駄目だよ。そら、こんな長屋にも祝儀不祝儀の付き合いはあるよ。あるけれどさ、あいつは一度だってそういう付き合いをしたことがない。こっちが親切で立て替えて、あとで催促すると、いきなり拳固《げんこ》だ。そういう奴になんで香典出さなきゃならねえんだよ」

久「弱っちまったなぁ」
月「弱ってねえで、早く逃げちまいなよ」
久「兄貴分って野郎に、笊と秤、とられちまって。秤がねえと商売に行かれないんです」
月「しょうがねえなぁ。らくだが死んだんだ。赤飯炊きたいところだ。それを曲げて、香典にしてもらうよう頼んでやるよ」
久「そうしていただけると助かります。じゃ、香典、よろしくお願いいたします」

半「どうした？　持って来るのか？」
久「すぐ届けるそうです。笊ください」
半「もう一軒行ってきてくれ」
久「親方、勘弁してください。私は今朝からまだ百も稼いでいないんだ。私が稼がなきゃ釜の蓋が開かねえんだ。③女房、子供と、おふ

③釜の蓋が開かない　生活出来ない。

くろと、店賃の五人暮らしなんですから、すみません、笊……」
半「もう一軒だけ、行ってきてくれよ」
久「どこへ？」
半「大家のところへ行ってきてくれ」
久「大家さん？」
半「大家のところに行ってな。らくだが死んだのをそう言ってな。今夜、長屋で通夜の真似ごとをいたします。大家さんはお忙しいでしょうから、おいでいただくには及びませんが、大家と言えば親も同然、店子と言えば子も同然、子供に飲ませると思って、いい酒を三升、悪い酒はごめんこうむる。肴は、贅沢は言わねえ。芋、はす、はんぺん、これを甘辛く煮た奴を丼に二杯、おまんま食いたい奴もいるだろうから、にぎり飯を二升ばかり届けていただきたい」
久「待ってくださいよ。そんなこと言えませんよ。この長屋で商売できなくなっちゃう」

半「言えないのか。お前、さっき言ったのは嘘か。死ねば仏と言ったろう。仏のことがやれねえって言うのか」

久「いいえ。行ってきます」

久「半次ってのは悪い目つきだね。喉笛《のどぶえ》に食いつきそうだ。嫌だなぁ。ごめんください」

大家「誰だい？　なんだ、屑屋さんか。一昨日来たじゃないか。そんなに家には払い物はないよ。えっ？　払い物じゃない？　なんだい？　なんか用かい？」

久「らくださんが死んだんです」

大「えっ？　らくだが死んだ？　夕べ？　どうして？」

久「河豚に当たって」

大「そうかい。それはよかった」

久「で、らくださんの兄貴分てえのが来てるんです。この人がらくださんよりスゴイ人で。今夜、長屋で通夜の真似ごとをいたします。大家さんはお忙しいでしょうから、おいでいただくには及びませんが、大家と言えば親も同然、店子と言えば子も同然、子供に飲ませると思って、いい酒を三升、悪い酒はごめんこうむる。肴は、贅沢は言わねえ。芋、はす、はんぺん、これを甘辛く煮た奴を丼に二杯、おまんま食いたい奴もいるだろうから、にぎり飯を二升ばかり届けていただきたい」

大「屑屋さん、お前、いくつだ？　大家と言えば親も同然、そんなことはお前に言われなくたって、私だって知っているよ。だけども、あいつが子供らしいことを一度でもしたかい。らくだがあの長屋に引っ越して来て、三年間、ただの一度も店賃を払わない。催促に行くと、薪持って追い掛けて来やがる。物置にしていると思って諦めた。死んだんだ。しょうがねえ。三年分の店賃は棒引きにしてやらぁ。酒だ肴だ、何、寝惚《ねぼ》けたことを言ってるんだよ」

久「駄目ですか」
大「当たり前だ」
久「じゃ、そう言って来ます」

久「酷いね。三年も店賃払っていないのか。人間がずうずうしいんだね。大家が怒るのも無理はねえや」
半「おい、遅いじゃないか」
久「すみません」
半「持って来るか？」
久「駄目ですよ」
半「どうして？」
久「らくださん酷いよ。店賃一文も払ってないんだって」
半「当たり前じゃないか」
久「当たり前ですか」

半「こんな汚い長屋で店賃取ろうなんぞは、ふてえ了見《りょうけん》だ。店賃なんてどうでもいい。酒はどうした?」
久「ですから、三年分の店賃は棒引きにしてやらぁ。酒だ肴だ、何、寝惚けたことを言ってるんだよ、って」
半「そう言ったのか。もう一ぺん行ってこい」
久「勘弁してくださいよ」
半「他のことを言うんじゃねえ。今のことをもう一ぺん言って、寄越さないって言ったら、死骸のやり場に困っております。こちらさまへ死人を担いで、ついでに、かんかんのう④を踊らせてご覧にいれたいと思いますが、いかがでしょうか。そう言ってこい」
久「私が言うんですか? 勘弁してください。ホントにこの長屋で商売出来なくなっちゃいますよ」
半「言えないの? 俺は優しく言ってるんだよ」
久「行ってきます」

④かんかんのう 唐人踊り。清朝の人の扮装で踊る。歌詞の「かんかんのうの九連子」より。江戸後期の文化文政の頃に、長崎で流行し、江戸から大坂で流行した。明治に流行した法界節はリメイク。

久「こりゃ、今日は商売出来ないな。大家も出せばいいじゃないか。いくらでもないんだから。相手が悪いよ。ごめんください」
大「また来たね。なんだい、屑屋さん」
久「大家さん、もしもらくださんがこの先、五年、十年生きても、一文も店賃は入りませんよ。ここで死んでくだすった。お祝いと思って、酒と肴を……」
大「らくだの肩持つね。お前は。考えてくれよ。三年分の店賃棒引きにしてやろうってんだよ。その上、酒だ肴だって、冗談じゃねえぞ」
久「駄目ですかね」
大「当たり前じゃないか」
久「忙しくなってきたなぁ」
大「なんだ、忙しくなってきたって?」
久「大家さん、知らないから呑気にしいているけれど、スゴイ奴なんですよ。睨《にら》むと目の玉がこんなに大きくなる。その兄貴分が言うんですよ。死骸のやり場に困っております。こちらさまへ死人を担いで、ついでに、かんかんのうを踊らせてご覧にいれたいと思いますが、いかがでしょうか、って」

大「その男が言うのか？　踊らせてもらおうじゃないか。おい、婆さん、長生きはしてえなぁ。私はこの年齢になるまで、死人のかんかんのうなんて見たことはない。踊らせて見せてくれって、そう言っておくれ。おい、屑屋、見損なってもらっちゃ困るぞ。そんな脅しで、へい、そうですか、と頭を下げる大家じゃねえぞ。そんなんで驚くか」

久「行って来ます」

半「どうした？　持って来るか」

久「駄目です」

半「かんかんのう、言ったか？」
久「そう言ったら、長生きはしてえなぁ。私はこの年齢になるまで、死人のかんかんのうなんて見たことはない。踊らせて見せてくれ、って」
半「そう言ったのか」
久「はい」
半「そうか。よし。お前、向こうむけ。こっち見るな。向こうむけ！」
久「えっ？　は、はい。えっ？　冷たい！」
半「しょうがねえ。かんかんのう踊らせてやろう。お前は死人を背負って」
久「わーっ！」
半「らくだ、でけえからな。俺が後押さえてやる。よいしょ。行くぞ。何してやがる。しっかり歩け。ここか、大家の家は。俺は手離すから。らくだをそこに立て掛けておけ。よし。ええ、ご免ください」

大「誰だ?」
半「おい、屑屋、かんかんのう、歌え!」
久「勘弁してください」
半「歌わねえと、死人叩きつけるぞ」
久「歌います歌います。かんかんのう、きゅうれんつ……」
大「おい、婆さん、一人で逃げるな。屑屋、歌うな。わかりました、わかりました。お酒を三升、すぐに届けますから、お引取り願います……。まさかしまいとは思ったが。ホントにやりやがった。婆さん、お前は薄情だね。一人で逃げ出して。また、屑屋が大きな声で歌いやがって。あいつはバカだ。もう、しょうがないよ。婆さん、すぐに塩まいてくれ」

半「骨折らしたな。ありがとよ」
久「笊を返してください」

半「かんかんのう、うめえじゃねえか」
久「夢中で歌っちゃいましたよ」
半「これであらかた済んだな。もう一軒だけ頼まれちゃくれないか」
久「親方、勘弁してください。家には女房、子供におふくろ……」
半「わかってるよ。もう一軒、これで仕舞いだ。角の八百屋に行って、らくだが死んだと言って、棺桶買う銭がねえから、菜漬けの樽もらって来てくれ。寄越すの寄越さねえのって言ったら」
久「かんかんのう」
半「わかってるじゃねえか」
久「行ってきます」

久「こんにちは」
八百屋「なんだい、屑屋さん」
久「らくださんが死んだんです」

八「おい、喜ばすなよ。ホントか。生き返りはしないだろうな。頭潰して、絶対に生き返らないようにして」
久「蛙だよ。生き返ることはありませんから、安心してください。夕べ、河豚食って死んだんです」
八「死んだのかい。そうかい。ホントによかったよ。この長屋で、あいつくらいしゃくにさわる奴はいないよ。店の物をなんでも只《ただ》持って行っちまう。お代は、って言うと、いきなり拳固だ。大根なんか何本持っていかれたかわかりゃしない。よく知らせてくれたね」
久「そのらくださんに兄貴分って人がいましてね。らくださんよりスゴイ人なんです。棺桶買う銭がないから、菜漬けの樽もらって来てくれって」
八「屑屋さん、菜漬けの樽は商売ものだよ」
久「わかっていますけれど……、くださいよ」
八「駄目だよ」

久「じゃ、貸してくださいｏ 葬式終わったら、洗って返すから」

八「駄目だよ。死人入れた樽が使えるか」

久「どうしても駄目ですか」

八「駄目だよ」

久「そう。いや、兄貴分が言うんですがね。死骸のやり場に困っております。こちらさまへ死人を担いで、ついでに、かんかんのうを踊らせてご覧にいれたいと思いますが、いかがでしょうか」

八「面白い。やってもらおうじゃないか。死人のかんかんのうなんて見たことないや」

久「こうお座敷が多いと忙しくてしょうがない」

八「なんだい、お座敷ってえのは？　やってきたの？　大家のところ？　ホントかよ。わかったわかった。かんかんのうは御免こうむらぁ。裏にあるから。新しいのは駄目だよ。古いのなら持っていっていいよ」

半「ありがとありがと。骨折らしてすまねえな」
久「縄と天秤棒ももらって来ました」
半「そうかい。気が利くな。お前のおかげでな、長屋から香典が届いた。たいした額じゃねえが、ありがてえや。それから、大家のところからも、酒三升に煮しめだ。おまんまはあとから届けるそうだ。今、ちょっと一杯やってみた。いい酒だぜ。お前も一杯」
久「酒ですか？　嫌いじゃないんですがね、飲むと商売に出るのが億劫になっちまうもので」
半「死人担いだんだ。身体清めて。俺が注いでやるからよ」
久「いえ、でも、親方……」
半「俺が飲めって言ってるんだよ。飲まねえのか。優しく言っているうちに……」
久「飲むよ。飲みますよ。ホンの少しだけ。それでいい。あーっ、しょうがねえなぁ。茶碗にいっぱい注いで。飲みきれないよ。こんなに注いで。ではホンの真似事で(飲む)。いい酒ですね。三升持って来たの？　かんかんのうが効いたね。なにしろ、あの大家さんってえ人は有名なにぎり屋⑤でね。出す大家じゃないのに。ふふふ。今も八百屋に行って、最初は駄目だって言ってたんですよ。かんかんのうって言ったら、持っていけって。うまい手だ（飲む）。ありがとうございます。では、私はこれで」

半「もう一杯やれよ。飯だって一膳飯はよくねえって言うぜ」

久「勘弁してください。私はこれで」

半「飲めって言ってるんだよ。俺が飲めって言ってるんだ。口裂いてでも飲ませるぞ」

久「飲みます、飲みます。もう半分ね。半分でいいですよ。おっとっと。こんなに注いじゃしょうがない。こぼしちゃもったいないよ(口を運んで飲む)。だけど、親方、偉いね。私はそう思う。出来るこ

⑤にぎり屋　けちのこと。

とじゃないよ。人の世話なんて。銭のある奴だって、しない奴はしない。それを親方は銭がなくてやるんだ。たいしたものだよ（飲む）。よくおふくろに言われるんだ。お前は銭もねえくせに、いろんなこと引き受けてくるんじゃないって。駄目だね。性分だから。しょうがないよ（飲む）。親方のおかげで、らくださんもどうにか浮かばれるよ。菜漬けの樽入ったって葬式は葬式だ。ねえ（飲む）。」
半「駆けつけ三杯だ。もう一杯だけ行こう」
久「いや、これでやめときますよ」
半「いいから飲めよ。優しく言っているうちに……」
久「わかったよ。睨《にら》むのやめなよ。怖くないよ。怖くはないけれど、親方、あんまりいい目つきじゃないよ。あんたのね、心根《こころね》はわかってるんだ（飲む）。煮しめ、うまそうだな。はんぺん、もらうよ。いいかい？　辛口で。うん。こら、うめえや。驚いたんだろうね、かんかんのう（飲む）。俺だって、驚いた（飲む）。酒飲みってえのはおかしなものでね、中途半端に飲むと、無性に飲みたくなるもんだ（飲む）。もう一杯いただきましょうか」
半「お前、そんくらいでよしにしな。釜の蓋が開かねえと困るだろう」
久「釜の蓋が開かない？　俺のところの？　開かないだと？　ふざけるなよ。いいか、商売にはな、雨降り風邪病みってえのがあるんだ。人間は病《や》み患《わずら》い、五日や十日休んだからって、釜の蓋が開かないようなドジな屑屋じゃねえや。なめんな、こん畜生。いいから注げよ」
半「わかったよ。注ぐよ」
久「もっとケツ上げろよ、徳利の。なみなみ注げ。こぼしたっていいや。足りなくなったら、酒屋に行ってよ、寄越すの寄越さないのって言ったら、かんかんのう踊らせたら、こん畜生めだ（飲む）。なんだよ、仏の前で言うことじゃないかもしれねえがよ、このらくだってえ人は憎まれていた。皆、酷い目に遭わされて。私もだよ。この人には随分酷い目に遭わされた。おう、屑屋、って呼ぶから、怖怖《こわごわ》入ると、お前に今日は儲けさせてやるって言う。左甚五郎⑥の作った蛙を売ってやろう。そんなものがあるわけないと思ったね。でも怒らせると面倒だから、お品物を拝見しましょう、見せてもらったのが、なるほどよく出来ている。ホンモノそっくり。左甚五郎ではないにしろ、どっかの名人の作に違いない。一両で買いましょう。売った。なけなしの一両出そうとすると、その蛙が生きていやがる。生きてますね。生きてるよ。生きてるのは駄目だ、買えません。買えよ、絞め殺すぞ！　泣いて謝って、一分置いて逃げて来たよ。我慢した。我慢したんだ。腹が立ったけれどね、こいつと喧嘩しても何も得はない。ひっぱたいてやろうと思ったことは何度もある。腕折られたって足折られたって、殺されても構わねえ。野郎の指に食らいついて噛み切ってやろうと思った。出来なかったね。おふくろと女房と子供の顔が浮かんでよ。俺が死んだら、あいつら路頭に迷わすことになる。だから、我慢したんだ（飲む）。死ねば仏？　何が仏だ！　（飲

⑥左甚五郎　江戸初期の大工。彫刻を得意とし、日光東照宮などの造営に携わる。落語では「ねずみ」「三井の大黒」「竹の水仙」などの噺がある。

む)。おい、何、黙ってるんだよ。注げよ。注げって言ってるんだよ」
半「おい、もうよせよ」
久「何言ってるんだ。お前一人で三升飲む気だな。そうはさせねえぞ。この酒は、お前の酒か？　かんかんのうが稼いだ酒だろう。注げよ。ふざけやがって。てめえ一人で飲む気でいやがる（飲む)。俺を誰だと思っていやがる。屑屋の久さんって言えば、屑屋仲間では誰もが一目置くんだ。わかったか。もう一杯、注げ。注げねえのか。おい。優しく言っているうちに注げよ」
半「あべこべだよ」
久「注がねえなら。酒、こっちに寄越せ。てめえの酒のつもりでいやがる。何言ってやんでえ（注いで飲む)。らくだがなんだ、べらぼうめ。らくだもキリンもあるか。おい、お前」
半「なんだよ」
久「このあと、どうするんだ」

半「どうするって？」
久「らくだの死骸だよ」
半「どうすりゃいいんだよ」
久「お前、何も知らないのか」
半「すまねえ。こういうことには不慣れでよ。どうしたらいいかと思っていたんだ。面倒みてくれるなら助かるぜ」
久「俺だってよ、らくだ放り出して行くわけにはいかねえや。これも何かの縁だ。最後まで付き合うぜ」
半「最後まで？」
久「しょうがねぇなぁ。まぁ、俺に任せておけよ」
半「頼むぜ、屑屋の兄貴」
久「こんな奴、どうせ極楽には行かれないが、とりあえず坊主にしてやろう」
半「坊主に」

久「頭剃るんだ。剃刀《かみそり》なんかあるわけないか。この家には菜切包丁もありゃしねえ。いいよいいよ。いらねえよ、そんなものは。俺に任せろ。ふざけちゃいけねえ。この野郎の髪の毛なんざぁ。剃刀なんか、いるかい。こうやって（酒を吹きかけて毛をむしる）。これでいいや。変な坊主だが、いいや。それじゃ、樽に入れて。寺はどこだ？　寺がわからねえ？　お前の寺に行けばいいじゃねえか」

半「駄目だ。坊主に借りがある」

久「しょうがねえなぁ。俺の寺は三十年ご無沙汰だからなぁ、あんまり無理は言えない。そうだ。俺の友達が落合⑦で隠亡《おんぼう》⑧やってるんだ。あいつの所へ行って焼いてもらおう。どうでえ」

半「大丈夫か」

久「大丈夫だよ。源公ってえんだ。いろいろ貸しがあるから。そいつの所行って焼いてもらうから。心配するな（飲む）。そうと決まれば、行こうじゃないか。お前先棒頼む。俺は後棒担ぐから。どっ

⑦落合　現在の中野区の地名。昔は火葬場があった。

⑧隠亡　火葬場で働く人。

こいしょのしょ。重いな、こりゃ。死人担ぐのはいい気分じゃねえや。しょうがないよな（鼻歌）。」

半「おい、屑屋の兄貴、いくらなんでも弔《とむら》いだから。歌はやめてくれ」

久「うるせえなぁ。歌くらいいいじゃねえか（陽気に）。弔いだ、弔いだ〜！　どんどん行け、どんどん行け。あんまり、ひょろひょろするな。どんどん行け、どんどん行け。高田馬場だ。ここをこう行って、ここは早稲田だから、右に曲がって。新井の薬師で、左が淀橋、まっすぐ行けば落合だ。田んぼで道が

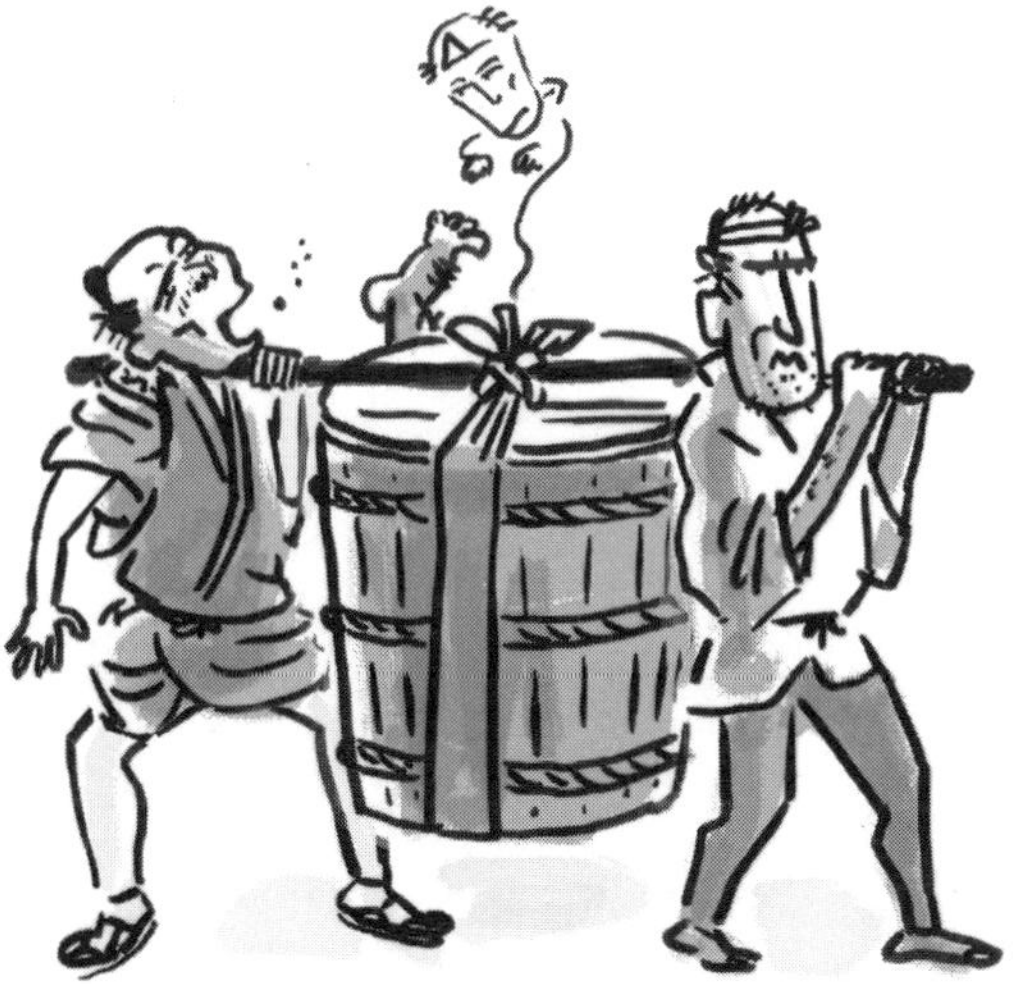

滑るから、気をつけろ。どっこいしょのこらさの、どっこいしょのこらさ。そら見ねえ。滑るって言ったろう。あれ、なんか軽くなったな」

半「軽くなった」

久「構うことねえや。あー、もうそこだ。あの灯りの所だよ。わしょい、こらさ、わっしょい、こらさ（戸を叩く）。おい、源公、おい、源公」

源「誰だ、今時分？」

久「俺だ。久六だ」

源「屑屋の久さんか。待ってろ。今、開けてやるからよ。仏様の般若湯《はんにゃとう》やっていい気分のところで。こんな刻限に、何しに来たんだ」

久「仏様担いで来たんだ。焼いてくれ」

源「いいけどよ。菜漬けの樽じゃねえか」

久「早桶買えねえんだ」

源「貧乏弔いか」
久「貧乏の取り締まりだ」
源「鑑札⑨は？」
久「そんなものあればお前のところには来ないよ」
源「しょうがねえなぁ。焼いてやるけれどよ、おい、仏さん、いないじゃないか」
久「入ってないことはないだろう。あれ？　入ってねえぞ。らくだ、どこ行きやがった？　そうだ、さっき、田んぼで滑ったろう。そうだよ、あん時だ。見ねえ、底が抜けてらぁ。しょうがねえ、探してくらぁ、ちょっと待っててくれ。こん畜生、間抜けだなぁ。どんどん行け、どんどん行け。確かこのあたりだ。転がってねえか」

その時分、願人坊主《がんにんぼうず》ってえのがおりました。どこそこの寺に寄進をしますとか言って、ほうぼうもらって歩く。早い話が乞食坊主。

⑨鑑札　ここでは火葬許可証。江戸時代は寺が発行した。

寄進なんかしませんで、もらいが多いと酒食らって。いい心持ちで、へべのれけ。寝ておりましたのを。

久「こんなところに転がっていやがったな、野郎。おい、そっち持て」
半「なんか温かいな」
久「池温で温まったんだ」
半「少し太ってないか」
久「寝てりゃ太るんだよ。いいから樽に入れろ。どっこいしょ」
坊「痛い」
久「この野郎、痛いも何もあるか。死んだ癖に世話焼かせやがって。担げ担げ」
坊「ちょっとちょっと、どこに連れて行くんだよ」
久「どこって焼き場だよ」
坊「焼き場？　誰を焼くんだ？」

久「お前を焼くんだよ」
坊「俺、焼かれるの、嫌だよ」
久「おーい、あった、あった。早く焼いてくれ」

驚いたのは願人坊主、焼かれてはたまりませんから。

坊「熱い熱い。誰だ、俺をこんな樽に入れて。ここはどこだ」
久「ここは焼き場だ。火屋だ」
坊「ひや？　冷やでもいいから、もう一杯くれ」

たがや

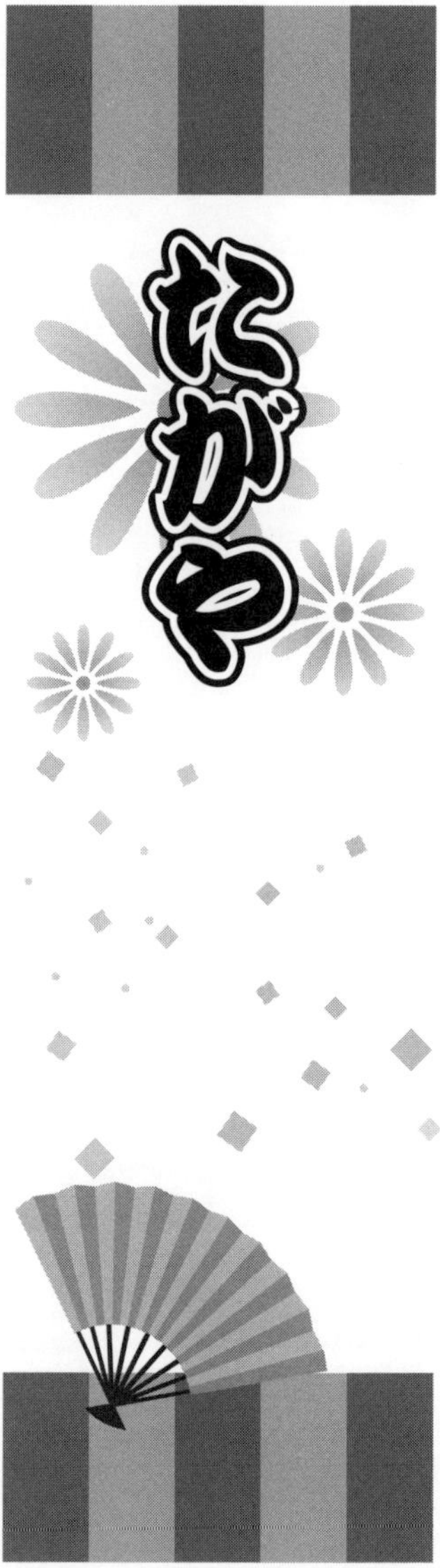

両国の川開きがはじまりましたのは、享保十八年。毎年、五月二十八日がその当日でございました。川開きとなりますと、花火でございます。花火を見ようってんで、江戸中の人が集まりました。川開きの花火は、八代将軍吉宗公①が、江戸の街を襲ったコロリの悪疫退散を願いましてはじめたもので、両国橋をはさみまして、川の上下から、両国広小路の玉屋市郎兵衛、横山町の鍵屋与兵衛、二軒の花火屋に技を競わせまして、以来、玉屋と鍵屋の受け持ちになっ

①八代将軍吉宗公　徳川吉宗（一六八四～一七五一）。紀州藩主から、八代将軍となり、享保の改革

たそうでございます。

橋の上玉屋玉屋の人の声　何故か鍵屋と言わぬ情（錠）なし

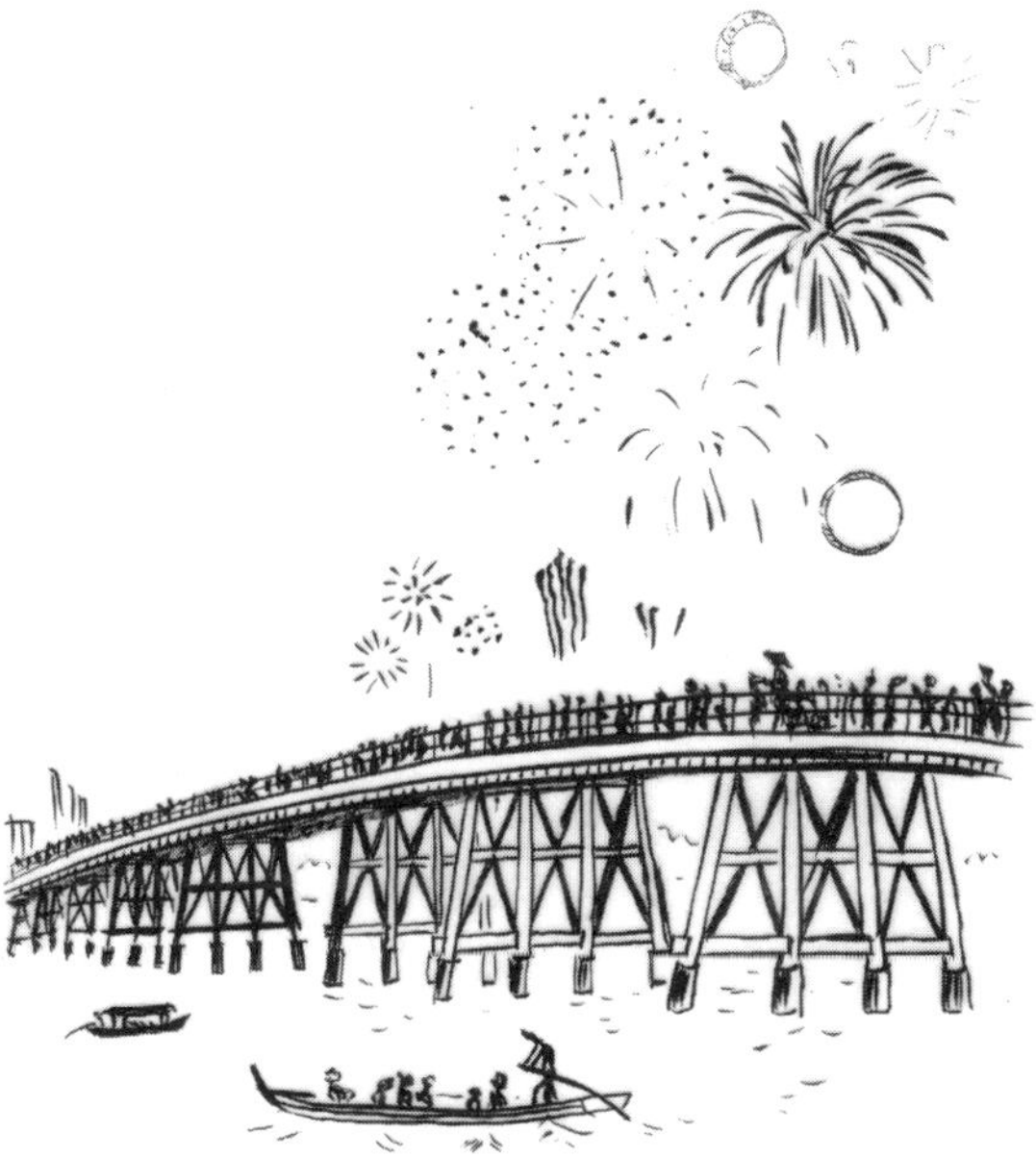

などを行った。一般に「米将軍」と呼ばれているが、最近ではテレビの影響で「暴れん坊将軍」のほうがおなじみになった。

なんてことを言いまして、どういうわけでございましょうか、あまり鍵屋は褒めませんで、もっぱら玉屋を褒めます。

花火を褒めますのも、コツが入ります。ズドンと上がって、上で開いて、落ちるまでの間で、「たまやーっ」とやるのがいい、なんてことを申します。

さて、川開きの当日、橋の上はたいへんな人出、身動きひとつ出来ない。そこへ本所②のほうから、供侍二人。中間《ちゅうげん》③に槍を持たせた旗本④でございましょう、侍が馬で乗り入れて来た。これは随分と乱暴な話ですが、何しろその時分のことですから、侍に逆らうわけには参りません。

「寄れ、寄れ」なんて、やられると、

②本所　現在の墨田区の地名。
③中間　武家に仕える下僕、雑用係。
④旗本　徳川家に仕える知行一万石未満の武士。戦国時代は殿様直属の家臣の意味で、合戦の時、本陣の旗の下に控えていたから。

町人一「おい、馬が通るよ」
町人二「えっ？」
町一「馬が通るってえんだよ」
町二「なんだって馬が通るんだよ」
町一「知らないよ、そんなことは」
供侍「寄れ、寄れ」
町二「寄れったって、これ以上、寄ったら川に落っこっちゃうよ」
町一「落ちてもいいから、寄ってくれ」

言いながらも、これは仕方がないので、道を空ける。
ちょうどこの時、広小路⑤側からやってまいりましたのが、たが屋⑥さん。道具箱を担いで、ちょいとひっかけたのでしょう。赤い顔をしてやって来た。

⑤広小路　両国の広小路のこと。現在の両国橋の中央区側。防火のために作られた広い道で、江戸時代は盛り場として賑わっていた。
⑥たが屋　桶をまとめる「たが」を製造販売する職業。

たが屋「いけねえ。今日は川開きか。永代橋⑦まわったら帰るのが遅くなる。しょうがねえ。無理を承知で通してもらおう。ごめんよ、ごめんよ、ごめんよ」

道具箱担いで人混みん中入って来たから、思うように進めない。

供侍「寄れ、寄れ」

一方、侍のほうも、「寄れ」ったって、人混みでなかなか進めない。たが屋は人混みん中、あっちで押されて、こっちで押され、ドンと背中をつかれて出たのが、いま、馬の侍がやって来る目の前。ドンと押されて倒れた時、道具箱を落とした。間の悪い時は仕方がないもの、道具箱と一緒に持っていたのが、商売ものの「たが」。まかれていた、たがの止め具がはずれて。シュルシュルシュルシュルシュル。竹が伸びる勢いは凄い。馬上のお侍の笠のふちに当たって、笠

⑦永代橋　両国橋よりも川下に掛かる橋。文化四年に崩落し、大惨事となった。

をはじき飛ばした。お侍、笠飛ばされて。頭の上には、土瓶敷きみたいのが残っただけで、これはあまりいい形ではございません。

侍「無礼者！」

た「あいすいません。何しろ押されたものでして。こんなことになるとは存じません。申し訳ございません」

供「黙れ。言いわけをいたすな。いかがいたしましょう」

供侍は馬上の侍におうかがいを立てる。

供「はっ、はっ。かしこまりました。これ、町人、無礼は許さぬ。屋敷へ同道いたせ」

た「屋敷へ？　いやいや、それは……。堪忍してください。職人なもので口のきき方を知りません。無礼がございましたら、この通り。

いかようにもお詫びいたします」
供「ならぬ。屋敷へ参れ」
た「屋敷に行ったら、この首は胴についちゃいねえんだ。お頼みします。あっしはかまわねえが、家には腰の抜けた親父と、目の見えねえおふくろがいるんだ。助けてやっておくんなせえ」
供「ならぬ。申したきことあらば、屋敷で申せ」
た「お願いだ、お侍様、勘弁しておくんなさい」
供「ならぬ、ならぬ、ならぬ！」

町一「なんだい、なんだい、何があったんだい？」
町二「たいへんなことになってますよ」
町一「何があったんです？」
町二「私もよくわからない」
町一「なんだよ、わからないのかよ。何があったんですか？」

町三「巾着切り⑧が捕まったそうですよ」
町四「巾着切りじゃないよ。乞食のお産だ」
町一「乞食のお産？　ホントですか」
町四「じゃないかと思う」
町一「なんだよ、しょうがねえな。そこのあなた、背の高い、あなた、なんかわかりますか」
町五「可哀相だ」
町一「何が可哀相なんですか」
町五「気の毒だ」
町一「可哀相で気の毒？　何が気の毒なんですか？」
町五「お前さんが見えなくて、気の毒」
町一「からかってやがる。悔しいなぁ。なんとか、前に出たいなぁ。そうだ。またぐらくぐって前に出よう。ごめんよ、ごめんよ」
町六「泥棒」

⑧巾着きり　スリのこと。

町一「なんだ、泥棒とは！」
町六「お前、いま、俺のまたぐら、くぐったろう」
町一「くぐったが、どうした？」
町六「そん時に、俺のケツに貼っていた膏薬を、頭でとって行きやがった」
町一「汚いなぁ。こんなもの返すよ。前に出たが。あーっ、あーっ、どうしたんです？　えっ？　たが屋が？　はぁ、はぁ。なるほど、気の毒だ。勘弁してやればいいじゃないか。ねえ、そう思うでしょう」
町七「そう思いますけれどね、相手はお侍ですよ」
町一「侍だから、なんだってえんだ。こちとら江戸っ子だ。また、意地の悪そうな侍だね。一言言ってやらなきゃ、江戸っ子がすたらぁ。おい、侍、勘弁してやれ！　許してやれ！　たが屋は悪くない。侍、お前が悪い。おい、聞こえてるか、こら、犬侍！　威張るな、馬鹿！」

町七「ちょっと、あなた」
町一「なんですか」
町七「あなたね、侍の悪口言うのは結構だが、言う度に、首を引っ込めるでしょう。馬の上の侍がこっち見ると、あんたの首が引っ込んで私と目が合うんだ。首引っ込めないでもらえますかね」
町一「そうはいきません。犬侍！　馬鹿侍！　こっちこっち、この人」
町七「よしなさいよ」

た「勘弁してください。この通りだ」
供「ならぬ、ならぬ。屋敷へ参れ」
た「これほど頼んでも駄目か」
供「ならぬ。屋敷に参れ」
た「そうかい。いらねえや、この丸太ん棒！」
供「丸太ん棒！」

た「血も涙もねえ、目も鼻もねえ、のっぺらぼうな野郎だから、丸太ん棒ってえんだ、この四六の裏」
供「なんだ、四六の裏とは？」
た「サイコロひっくり返して見やがれ。四六の裏で、三一《さんぴん》ってえんだ」
供「無礼者、手は見せぬぞ」
た「見せねえ手なら仕舞っておけ」
供「大小が目に入らぬか」
た「そんなものが目に入るか、手妻《てづま》使いじゃねえや」
供「二本差しているのが怖くはないか」
た「怖いか、そんなもの。二本ざしが怖くて、焼き豆腐が食えるか。鰻をあつらえてみろ。四本も五本もさしてやがらぁ。そんな鰻食ったことねえだろう。俺も久しく食ってねえ。さぁ、斬りやがれ。どっから斬る？　前から斬るか、ケツから斬るか、斬って赤くなけりゃ銭はいらねえ西瓜野郎ってえのは俺のことだ。さぁ、斬りやがれ！」

馬上の侍が供侍に「斬れ」と命じます。

供「はっ。町人、覚悟いたせ」

供侍が刀を抜く。抜けば玉散る氷の刃……、とはいかない。ガサガサガサ。何せ供侍は三両一人扶持の軽輩⑨。生活が苦しいから内職に忙しくて刀の手入れに手がまわらない。刀が錆付いて思うように抜けない。抜けば玉散る氷の刃、ではなく、抜けば錆散る赤鰯。

それでも侍でございます。多少は剣術の心得はあるから、「えい」とばかりに斬り込んできた。

たが屋、こいつはもう駄目だ、と思って、目つぶってその場にへたり込んじゃった。供侍はたが屋を斬ったと思ったら、たが屋の姿がない。思いっきり斬りつけたものだから、刀が橋の欄干に刺さっ

⑨三両一人扶持の軽輩　年俸が金三両（約三十万円）と、お米一年分（ただし一日五合の計算）しかもらっていない微禄の武士。

てなかなか抜けない。

たが屋、斬られたと思ったら痛くないんで目をあけると、供侍が橋の欄干に刺さった刀を抜こうとして、うんうん、うなっているから。しめた！　立ち上がると、供侍の手をピシャリ。

供侍、思わず刀を手から離した。と、欄干からも離れて、刀がうまい具合にたが屋の足元に落ちたものだから、これを拾って「えい！」。

日頃、桶の底を叩いている馬鹿力で斬ったものだから、供侍、真っ二つになってその場に倒れた。

たが屋、侍一人やっつけた。

もう一人の供侍も刀を抜いた。同僚がやられたもんですから、もう一人はすっかり怖気《おじけ》てしまい、へっぴり腰で斬り掛かってくる。たが屋は身をかわしながら、ここだと思ったところで「えい！」。供侍の右腕斬り落としたから、供侍はへたり込んだ。

二人やっつけた。

さぁ、馬上の侍、目の前で家来が二人やられて、怒り心頭。もう許せん。中間から槍を渡され、馬から下りると、トンと石突《いしづき》を突いて鞘《さや》払って、槍を構える。

さっきの二人とは違います。寸分の隙もない。

町一「どうです、たが屋、強いねえ」

町二「強いですねえ」

町一「あのたが屋、私の弟」

町二「嘘つけ」

町一「でもね、今度のは前の二人とは違いますよ」

町二「えっ？」

町一「たが屋、やられちゃいますよ」

町二「そら可哀相だ。橋の上じゃなけりゃ、石でもぶつけてやるんだが」

町一「しょうがない。下駄でもぶつけてやりましょう」

まわりがワーワー騒いでも、槍の侍は腕があるから、なんとも思わない。槍構えて、じりじりと、たが屋を追い込む。たが屋もこれにはもう観念するしかあるまい。

あとずさりして、あと一尺で橋の欄干というところまで追い込まれて。もう駄目だ、逃げられない。もはやこれまで、どうせ殺されるならと、変なくそ度胸、誘いの隙を見せた。できる人ですが、家来二人やられてカッときていたから魔が刺した。この隙に「えい」と突いたところをたが屋は体をかわして、「えい」、やりのさきっぽに斬りつけた。槍の先が切り落とされた。槍なんてえのは、先があるから槍で、先がなければただの棒です。

しょうがないから、槍を放り投げた。槍っ離《ぱな》し。

刀のつかに手を掛けて抜こうとしたところ、一足早く、たが屋が斬り込んだ、侍の首が宙に飛んだ。

見物人が思わず、

「たがやーっ」

宿屋の富

——やどやのとみ

昔は富くじというのがたいそう流行ったそうでございます。寺や神社の修繕のために、幕府が許可をいたしまして、富くじを販売したんだそうで、俗に三大富くじと申しますのが、谷中の感応寺、目黒の竜泉寺、湯島天神がたいそう人気だったそうでございます。

一等が千両と申しますから、今の一億円以上でございます。これだけあれば一生遊んで暮らせるってえんで、江戸っ子たちがずいぶんと熱狂したそうでございます。

江戸の馬喰町《ばくろちょう》というところには、昔は木賃宿《きちんやど》というのが随分とあったそうでございます。今日のビジネスホテルとでも申しましょうか。田舎から商売で江戸に出て来よう、なんていう人たちは馬喰町に宿をとったそうでございます。

主人「どうも今晩はありがとうございます。手前どものような、手狭な宿にお泊りいただきまして。ご不自由とは存じますが、ごゆっくりお過ごしいただければと思います。ありがとう存じます」

男「あははは。礼には及ばねえだよ。礼はいらない。私はね、お前さんのところ、ちょっと狭くて、こう申しては失礼だが、決して綺麗とは言えない宿屋にね、わざと泊まったんだ。いい宿屋はね、この先にいくらもあるのは知っているよ。だけどね、そういう宿屋は番頭が何かと気を遣ってね。うん。堅苦しくていけないいんだ」

主「はぁ……」
男「うちはね、奉公人が五百人います。私の身のまわりの世話する女中が七十人、私は何もしないんだ。大事にされるのは、ホント、嫌なんだ」
主「ずいぶんとお金持ちなのでございますな」
男「まぁ、金なんてものは、あんまりあってもいけねえな。天下の通用金だ。他へまわさなくてはいけないな。こっちの大名に二万両、あっちの大名に三万両と貸しているんだがね、返されちゃうんだ。奉公人に、少し使うように言うだがね、働くのに忙しくて使う暇がない、とか言ってね。この間も女中がお菜を漬けるって言うから。沢庵石はゴロゴロする、もっと座りのいい重石はないかしらって言うから、じゃ、千両箱がよかろう。漬けておくとね、漬物石にしたはずの千両箱、誰か持っていっちまって。朝になるとないんだ。迷惑な話だよ」

主「あー、そうですか」

男「いつだったか泥棒が入ったことがあったな。十五、六人が刀下げて入って来たんで、お前さん方、金が欲しいならくれてやるよ。乱暴なことはしなさんな。と言って、金蔵に連れて行って、私は眠いからそのまま寝ちゃったんだ。朝、金蔵に行って見ると、いくらも持っていかれねえもんだよ。十五、六人が一晩がかりで千両箱、八十ばかりしか持っていかれやしない」

主「いや、あなたのようなお金のある方に、手前のような貧乏、いやいや、どうも……、手前ども宿屋だけではやってゆかれないものでしてね、いろんなことをしてるんですよ。ええ。宿屋のかたわら、富の札なんてえものを売っているんですがね、ええ、ひとつ、お願いでございます。お客様、富の札を買ってはいただけないでしょうか。一枚余ってしまって、明日が富の抽選日……」

男「えっ？　なんだい、富つーのは？」

主「一分でもって買いましてね、当たると千両になるんです」
男「千両？　払うのか」
主「むこうから、くれる」
男「くれるんなら、いいや。千両くらい邪魔でしょうがない」
主「めったに当たるものじゃございません」
男「当たらないのか。ふーん。なら、買ってやろうか」
主「お願いいたします」
男「いくらだ」
主「一分①でございます」
男「一分なんて見たことがないよ。私は小判しか。どういうの、一分ってえのは。ああ。あれか。よく乞食にやる奴ね。あんなのは、お前ね。あった、あった。これかい？」
主「そうです。これが一分の額と申しまして」
男「そうかい」

①一分の額　小判の補助硬貨で、一分は一両の四分の一。金貨か銀貨で、小さな四角い硬貨。小粒ともいう。

主「では、これが富の札でございます」
男「いらないよ」
主「そういうわけには参りません。一等が千両、二等が五百両で、三等が百両」
男「あっそう。当たると困るんだよね。当たると。もし当たったら、お前に半分、あげよう」
主「左様ですか。これは当たるに違いありませんよ。あなたは運がいいから」
男「いや、そういうことを言っちゃ困るんだ。当たられちゃ困るんだ。うっちゃっといてくれ。なるたけ、話し掛けないように。ご飯食べたらね、すぐに寝ますから。頼むよ」
主「へえ。かしこまりました。ありがとう存じます」
男「行っちゃった。なけなしの一分取られちゃったよ。大きなこと、言わなきゃよかった。まぁ、あれだけ金があるって言ったんだ。当分、宿代の催促には来まい。どうにもならなくなったら、逃げちまえばいいいや」

あくる朝、

男「あの、ご家内」

宿屋の女将「お呼びになりましたか」

男「ご主人はどうしたかね」

女「宿②は今日はいろいろ用事がありまして、朝、早くから出掛けております。お客様にはくれぐれもよろしくと申しておりました」

男「あー、そう。私もね、二万両ほど貸しのある大名がいましてね、こいつが返しに来るんじゃないかって心配だから、ちょいと出掛けて、返すには及びませんと言って来ようかと思ってね。ええ。履物をお願いしますよ」

②宿《やど》　女房が自分の夫を他人に言う時に用いる。碌でなしの夫は宿六という。

女「はい。かしこまりました」

表へ出ましたが、男は一文なし。しょうがないからぶらぶらしていると、ちょうど湯島天神③の下へやって来た。ちょうど千両富の当日。皆、俺が当てようと集まって来ている。

見物一「いよいよ今日ですよ、富が」

見物二「楽しみですな」

一「楽しみなんてものじゃございませんよ。千両当たるかと思うと、わくわくしますな」

二「千両当てる気でいるね」

一「あなたは当てたくないんですか」

二「私だって当てたいですけれどね。こう大勢いるんだ。なかなか当たるものじゃございませんよ」

③湯島天神　文京区にある菅原道真（天神）を祀った神社。学問の神として、受験生などの参拝が多い。

一「そんなこと言っていたら、当たるものも当たりませんよ。そっちのあなたも千両当てたいでしょう」
見物三「千両は当たらない」
一「なんですか、あなた、その当たらないってえのは、こういうものは運ですから。誰かには当たるんですよ」
三「でも当たらないんです。そう決まっている」
一「決まっている？　面白いことを言うね。どういうことですか？」
三「私はね、二番富の五百両が当たる」
一「面白い人だね。あなた、二番富の五百両が当たるの？」
三「私ね、神様に願を掛けた。どうか一番富千両が当たりますようにって。そしたらね、昨日、枕元に神様が現われましてね、お前に千両を当ててやりたいけれど、都合があって当てさせてやれない。そう言うからね、私は言ったよ。それは酷いよ。私にだって都合がある。当たらないと困るんで、どうか当てさせてやってください。

そうすると神様は言ったね。千両は駄目だが、お前には二番の五百両を当てさせてやるから、それで勘弁してくれないかと。だから、五百両、当たることになっている」
一「へー、お前さんが五百両当たるんですか。で、当たったら、どうするんです?」
三「五百両当たったら? 私はね、まず白縮緬を一反買います。こいつを紺に染めて財布をこしらえる」
一「一反の財布ですか」
三「当たった金を細かくして、その中に入れちゃう。先をグッと結んで懐ん中に入れちゃう。そうすると懐がふくれあがって。で、素見《ひやかし》に行くんだ。吉原に。五百両あるんだからね。へへへ」
一「まだ当たってないでしょう」
三「当たればそうなるでしょう。馴染みの店の前に立つと、『あら、ねえ、どうしたのよ。このところ来なくてさ。上がっておいでよ』って女が言うから、『ちょいと一まわりしてくらぁ』『いけない。いやいや、上がっとくれったら、上がっとくれよ。うーん、いや〜ん』」
一「誰か変わってくれよ」
三「『お上がりったら。えっ？　懐の具合が悪いのかい？　私がなんとかするからさ。お上がりよ』って袂つかんで、こうやって引っ張る」
一「おい、俺の袂を引っ張るなよ」
三「『ちょいと』、若い衆呼んで、さしている銀の平打ちの簪をぬいて、『これでいくらか都合してきて。おばさん、この人、これっきゃないから、これで遊ばせてあげてね』って、私の女は、自分の大事にしている簪を質において私を遊ばせてくれる、この人情を、あなた、どう思います」
一「泣き出したよ」
三「『今夜はね、甘いものでお茶飲んで寝ましょう』『冗談言うねえ。

こんなところへ来て茶飲んで、甘いもの食って寝られるか。酒、持って来い』『お酒は駄目なの。懐具合が悪いから』『何を言ってやんでえ。五十本でも百本でも持って来い』『お金がないんだよ』『ここにあらぁ』。さっきの財布を懐から出して、『あら、このお金、どうしたんだい』『富に当たったんだ』『あら、嬉しい』『お前、身請けしてやらぁ』。女を身請けしましてね、家を買います。で、女と差し向かいになりますね。お膳の上を見ると、玉子焼きがあって刺身があって、お椀があって、鰻がある。『お燗がついたわよ。はい、お酌』かなんか言われてね、『じゃ、ついでくれ。お前も飲みねえ』『私は駄目』『どうして』『顔が赤くなっちゃう』『いいじゃないか』『ううん、いや～ん』」

一「うるせえな」

三「『酔ったな』『じゃ、あなた、寝ましょうか』なんてんで、寝たりしてな。起きるってえと、『お湯、行ってらっしゃい』、湯から帰るとお膳が出ていて、お膳の上を見ると、玉子焼きがあって刺身があって、お椀があって、鰻がある。『お燗がついたわよ。はい、お酌』かなんか言われてね、『じゃ、ついでくれ。お前も飲みねえ』『私は駄目』『どうして』『顔が赤くなっちゃう』『いいじゃないか。酔ったな』『じゃ、あなた、寝ましょうか』なんてんで、寝たりしてな。起きるってえと、『お湯、行ってらっしゃい』、湯から帰るとお膳が出ていて」

一「いい加減にしろよ。それはお前さん、当たったらの話だろう」

三「そうだよ」

一「当たらなかったら」

三「当たらなかったら、うどん食って寝ちゃう」

わーわー言っているうちに、寺社奉行④立会いのもと、富の札を突きます。大きな箱の中に札が入っていまして、真ん中に穴があいていて、目隠しした人が長い錐《きり》でこの札を突きます。正面に見せるっ

④寺社奉行　寺や神社を統括する役職。一万石の大名が任じられた。

てえと、子供の甲高い声で、「何番、何番……」。わーっ、と、ときの声が上がる。

「本日の御富《おんとみ》一番」

てえと、こいつを聞きもらすまいと、水を打ったように、シーンとなる。俺が当てよう、俺が当てようってんで、この威勢で、札がひとりでに動いたそうですな。

「子《ね》の千三百六十五番。御富一番、子の千三百六十五番」

一「どうしたい、当たったかい」

二「ちょっとの違い」

一「何番違い？」

二「八百番」

一「ぜんぜん違うじゃないか。そっちはどうだ?」

三「私は当たらない。次ですよ。二番。これが当たる。神様のお告げ。二番が当たる。私の札はね、辰の二千三百四十一番。こうなります」

「御富二番」

三「来た。辰だ。頼むよ」

「辰の」

三「二千」

「二千」

三「三百」

「三百」

三「四十」

「四十」

一「引っ張り出したよ。凄いね。一念だね」
三「よし。一番」
「七番」
三「あーっ」
一「倒れちゃったよ」

当たらない者は帰っちまう。また、未練たらしく、当たりの数字が張り出した紙を見ている者もいる。
宿屋の客は行くところがないもんで、境内へやって来た。

男「たいへんな人だね。今日は、富の日か。千両富、出たか。これだな。一番が子の千三百六十五番。ええと、二番が辰の二千三百四十七番、三番が寅の……。私も昨日、売りつけられたんだっけ。当たりはしないさ。こういうのはね、金のある奴に当たるんだ。何番だ、俺のは。子の千三百六十五番か。なるほどな。一番は、子の千三百六十五番。俺のが、子の千三百六十五番。当たらないものだな。運がないんだ。子の千三百六十五番。うん？　俺のが、子の千三百六十五番。少しの違いだな。当たらないものはしょうがない。行こうか。子の千三百六十五番。俺のが子の千三百六十五番、一番が子の千三百六十五番、子、子、千、千……、あーっ、当たった！」
一「何をしているんだい」
男「懐がどこかいっちゃった」
一「懐はあるよ」
男「あるあるある。千両当たった。あー、寒気がしてきた。体がふるえてきた。大きなこと言わなきゃよかった。宿屋の主人が来て『千両おめでとうございます』って言われて、ガタガタふるえていたら、しょうがねえ。どうしよう。今、戻りました」
女「どうあそばしました。顔色が悪い」

男「ええ。寒気がしてしょうがない。二階に床とってください。すぐに寝ますから。誰が来ても会わないから。お願いしますよ」

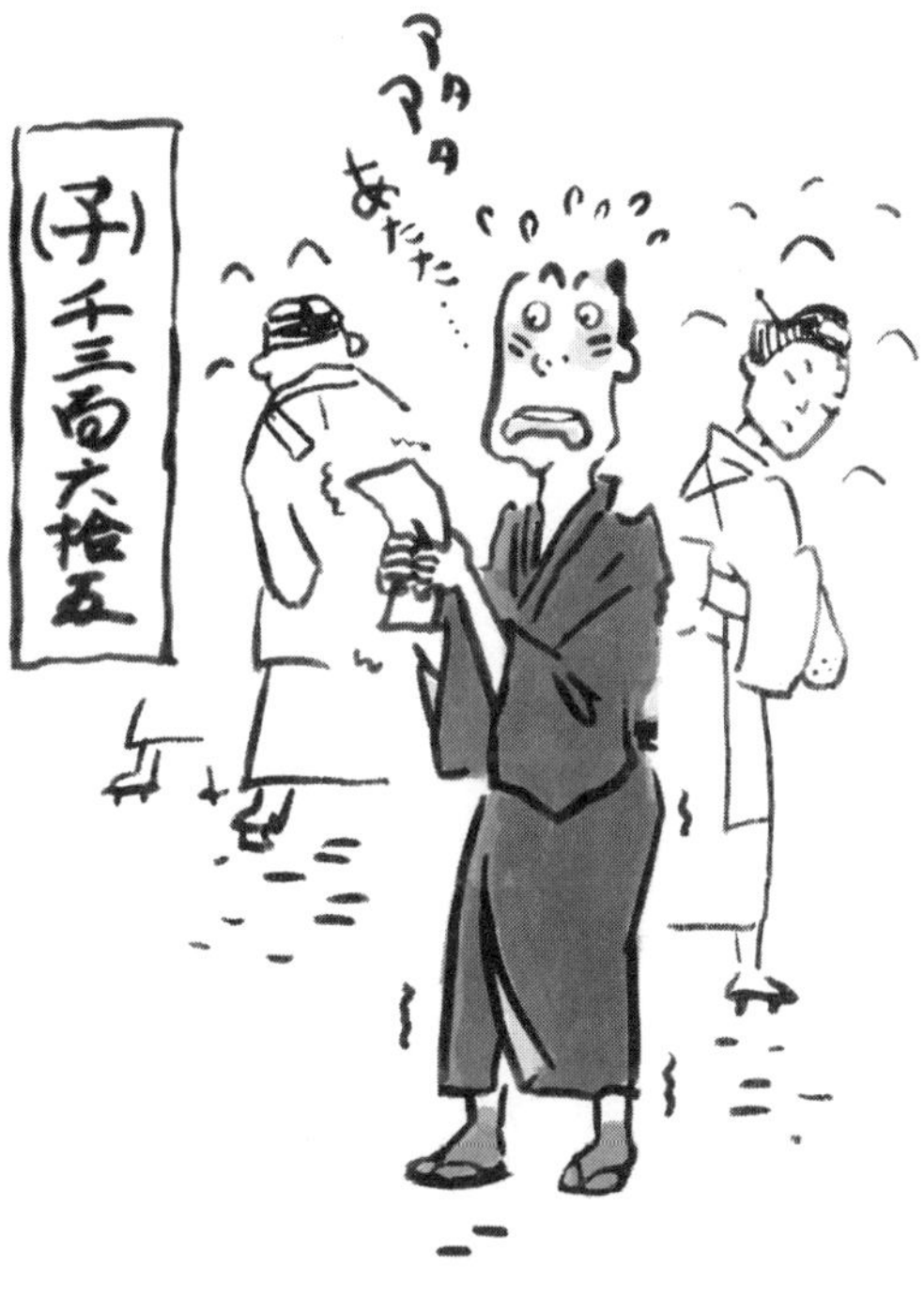

宿屋の主人も境内にやって来まして。

主「当たりが出たね。一番二番三番……。札を売っているから、見ておかなくちゃいけないんだ。一番が子の千三百六十五番、二番が辰、三番が寅……。おや？　夕べ二階の客に売った札が。もし当たったら、半分やるって言っていたけれど。確か……。子の千三百六十五番。子の千三百六十五番？　子の千三百六十五番！　当たった当たった。手がくっついて離れないよ」

一「また、おかしな人がいるよ。どうしたんです？」

主「五百両もらえる。寒気がしてきた。体がふるえてきた。いま、帰った」

女「どうしたんだい」

主「二階のお客様、どうした」

女「お客様？　寒気がするって二階でお休みになっていますよ」

主「あの人、千両当たったんだ」
女「千両！　へー、運がいい人っているんだね」
主「それがだよ、半分もらえるんだ。当たったら、五百両くれるって約束したんだよ」
女「お前さんが？　ホント！　五百両……」
主「おい、驚いている暇はないぞ。すぐ酒の支度をしろ。俺は二階に行って、知らせてくるからよ。もしもし、お客様、お客様！」
男「……。なんだよう」
主「千両当たりました」
男「千両ばかり何を騒いでいるんだよ。邪魔でしょうがない」
主「私に半分……」
男「やるよ。五両でも十両でも」
主「五両、十両って。半分、半分の五百両ですよ」
男「わかったよ。やるよ」

主「ありがとうございます。ひとつ飲んでいただこうと思いまして。酒の支度をしております」
男「嫌だよ。千両ばかりで。騒ぐんじゃないよ。千両ばかり、しょうがないよ。あっ、お前、なんだ、下駄履いたままで上がって来やがったな」
主「あー、失礼いたしました。あんまり嬉しかったもので、夢中になってしまって」
男「夢中になったからって下駄履いて上がって来る奴があるか。情けねえなぁ」
主「あいすみません。とにかく、階下に支度がしてございます。一杯飲んでください」
男「嫌だって言ってるんだ。俺は具合が悪いんだよ」
主「いいじゃありませんか」
男「嫌だって言ってるんだ」

主「そんなこと言わないで、起きてくださいよ」

そう言って布団まくると、お客は草履を履いて寝ていた。

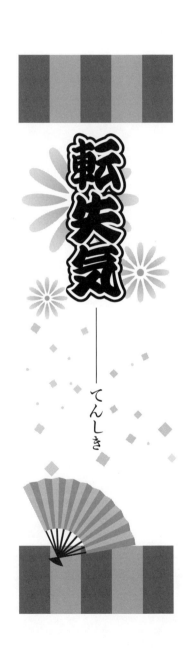

転失気

――てんしき

世の中には、知らないことでも知ったふりをする「知ったかぶり」なんてえ人がおります。

普通の人にもおりますが、学校の先生ですとか、お寺の和尚さん、こういう方になりますと、普段からもの識《し》りで通っておりますから、人にものを聞かれても、なかなか「知らない」とは言えません。ついつい、知ったかぶりをしてしまう。そんなことから起こる間違いもあるようでございます。

あるお寺のご住職のお話でございます。ある日のこと、ちょいと体調が優《すぐ》れない。医者の先生に往診をしてもらう。帰りがけに、医者「ご住職、転失気《てんしき》はございますかな？」と聞かれた。

ご住職は、転失気って言葉を知らない。「なんですか？」って聞けばよかったのですが、寺の和尚で博学で通っているので、知らないとはなかなか言えない。

住職「転失気でございますか。はいはい。転失気ね。転失気でしたら確か、なかったと思います」

医「そうですか。では、そのように薬を調合いたしましょう」

と言って医者は帰った。

住職は転失気って言葉を知らない。医者は「そのように薬を調合する」と言った。これは心配でございます。

住「はて。転失気とはなんだ？　小僧の珍念、あれはなかなかよくものを識っているからな、あれに聞いてみよう。これ、珍念や、珍念」

珍念「へーい」

住「お前、転失気を存じおるか？」

珍「なんでございますか？」

住「転失気だ」

珍「転失気？　私、存じません」

住「知らない？　わしは以前、お前に教えなかったかな？」

珍「聞いておりません」

住「そうか。では、聞いて来い」

珍「どこへ行って聞いて参りましょう」

住「表の乾物屋で聞いてこい」

珍「なんて言って聞きましょう」

住「転失気はございますか、と聞いてこい。あると言ったら、二つ三つ借りてこい」
珍「ないと言ったら」
住「隣の花屋で聞いて。とにかく行っておいで」
珍「へーい」

珍「こんにちは」
乾物屋「おやおや、珍念さん、何かお使いか」
珍「ええ。転失気があったら、二つ三つ貸してください」
乾「えっ？」
珍「転失気があったら貸してください」
乾「転失気ね。あると思うよ。転失気ね。えーと、あっ、悪かった。この間まで二つあったんだけれどね、親戚が来て、床の間の置物にしたいって言うから、あげちゃった。もう一つは棚から落として割っちゃったんだ。すまないね」

珍「そうですか」

珍「こんにちは。花屋のおじいちゃん、いますか」
花屋「おや、珍念さん、何か用かな」
珍「転失気があったら貸してください」
花「転失気ね。転失気……。今朝まであったんだがな、おつけ[1]の実にして食べちゃったんだ」

珍「行って来ました」
住「借りて来たか」
珍「それがないんですよ。乾物屋さんに聞いたら、二つあったけれど、一つは親戚にあげちゃって、一つは棚から落として割っちゃったって。花屋のおじいさんに聞いたら、今朝おつけの実にして食べ

①おつけ　味噌汁のこと。

ちゃったって」
住「食べた？　食べ物？　あげた？　落として割った？　硬いものか？　なんだ？　ますますわからんぞ」
珍「和尚様、転失気って一体なんですか？」
住「わしは一度教えたことは二度と教えん。自分で調べろ。そうだ、お前、医者の先生のところへ行って、薬を取って来ておくれ。おう、そうだ。お前、先生のところへ行ったら、それとなく。転失気とはなんですか？　と聞いておいで。いやいやいや、わしが言ったと言ってはならんぞ。あくまでも自分の腹から出たように聞いておいで」
珍「行って参ります」
珍「先生いますか」
医「おう、珍念さん、薬は出来ておるぞ」

珍「どうもありがとうございます。あの、先生、私、うかがいたいことがあるんです」
医「なんだな？」
珍「転失気ってなんですか？」
医「転失気？　ははぁ、私と和尚の話を立ち聞きしていたのか。子供というものは、つまらんものに興味を持つものだな。いやいや、珍念さん、転失気など、たいしたことではない。どうでもよいようなものだ」
珍「どうでもよくないんです。気になってしょうかないから教えてください」
医「今はあまり使わない言葉だな。早い話が、放屁《ほうひ》のことだ」
珍「えっ？」
医「放屁だ」
珍「箒《ほうき》？」

医「筈ではない。放屁。おならだ」
珍「なんですか、おならって？」
医「おなら知らないか？　屁だよ。屁」
珍「屁？　屁と言いますと？」
医「屁を知らんのか？　ぷーといって臭い……」
珍「屁？　おなら？　あのお尻から出る？」
医「口からは出ない」
珍「色の黄色い？」
医「色はない」
珍「えーっ、おならですか？　ホントに？　子供だと思ってからかってる？」
医「傷寒論②という医学の書物にある。字で書くと、気を転じて失うと書く。和尚に、屁は出ますか、とは聞けないから、転失気はございますか、と聞いたのだ」

②傷寒論　昔の漢方医のバイブルと言われた医学書。伝染病と発熱の治療法が書かれている。後漢の時代の張仲景が著した。

珍「ホントにおなら？　和尚は借りて来いって言いましたよ」
医「そんな馬鹿な」
珍「さよなら」

珍「えーっ、転失気っておなら？　私はおなら借りて歩いていたの？　皆、おかしなこと言っていたな。乾物屋の親方、この間まで二つあって、一つは床の間の置物にするから、あげちゃった。あんなもの置物にしたら、床の間が臭いよ。もう一つは棚から落として割った？　割れたらどんな音がするんだ。ブリブリとかいうのかね。花屋のおじいちゃん、もっと変なこと言ったよ、今朝おつけの実にして食べたって。あー、皆、知らないんだ。知ったかぶりだ。面白いなぁ。待てよ。和尚さんも知らないんだ。知らないで適当なこと言って誤魔化してるんだ。あらーっ。人に恥かかせて。いいこと思いついた。嘘教えちゃおう。和尚さんが知っていたら、馬鹿者、転失気はおならだ、って言うよね。でも知らなかったら。あははは。なんて嘘言おうかな。和尚さんお酒が好きだから。お盃を集めている。転失気はお盃のことですて言ったら。あははは。面白いな」

住「おい、珍念、行って来たか」

珍「はい。行って参りました。薬でございます」

住「そんなものはどうでもいい。聞いて参ったか?」

珍「何をでございます?」

住「転失気だ」

珍「聞いてきました」

住「なんじゃ?」

珍「和尚さん、ご存知なんですよね。私、聞いてきて覚えましたから。大丈夫です」

住「間違ったら困るから。なんだか言ってみなさい」
珍「はい。なら言います。転失気とは」
住「転失気とは」
珍「お盃のことです」
住「盃？　転失気が盃？　そうか。酒を呑む器で、呑酒器か。なるほど。そうだ。盃だと以前に教えたであろう。忘れることのないように」
珍「へーい」

数日後、また医者が往診に参ります。

住「いや、先生のお薬のおかげで、すっかりよくなりました」
医「それはようございましたな」
住「先日、先生が私に、転失気があるかとお尋ねになりました。あの時、私、ございませんと応えましたが、実は転失気、あります」
医「それは結構でございますな」
住「いや、先生の前ですけれど、私、転失気が大好きでしてな」
医「えっ！　転失気が大好き！」
住「先生も転失気はお好きですか？」
医「いや、あまり好きということはありません」
住「いやいや、ちょくちょくおやりになっているのでしょう」
医「それはまぁ、たまにもよおすことはございます」
住「もよおすとはまた風流」
医「風流！」
住「奥様も転失気はおやりになりますか？」
医「そら、人間ですから。やっていると思います。私の前ではいたしませんが」
住「またまた。お二人で夕飯の時に、転失気をやったりとったりなさっているのでしょう」
医「馬鹿なことを言わないでください」
住「先生、私、自慢の転失気がございましてな」
医「自慢するようなものでは」
住「先生にここでお見せしたい」
医「見たくはございません」
住「当寺に代々伝わる転失気でございます」
医「どのように伝わっているので！」
住「桐の箱に入れましてな」
医「蓋を開けると臭う？」
住「臭いはしません。今、持って参りましょう。おい、珍念、珍念や」
珍「へーい」
住「三つ重ねの転失気を持っておいで」
珍「三つ重ねの転失気だって。ぷーぷーぷー」

住「なんだ、ぷーぷーぷーってえのは。さぁ、先生、この箱の中に転失気がございます」

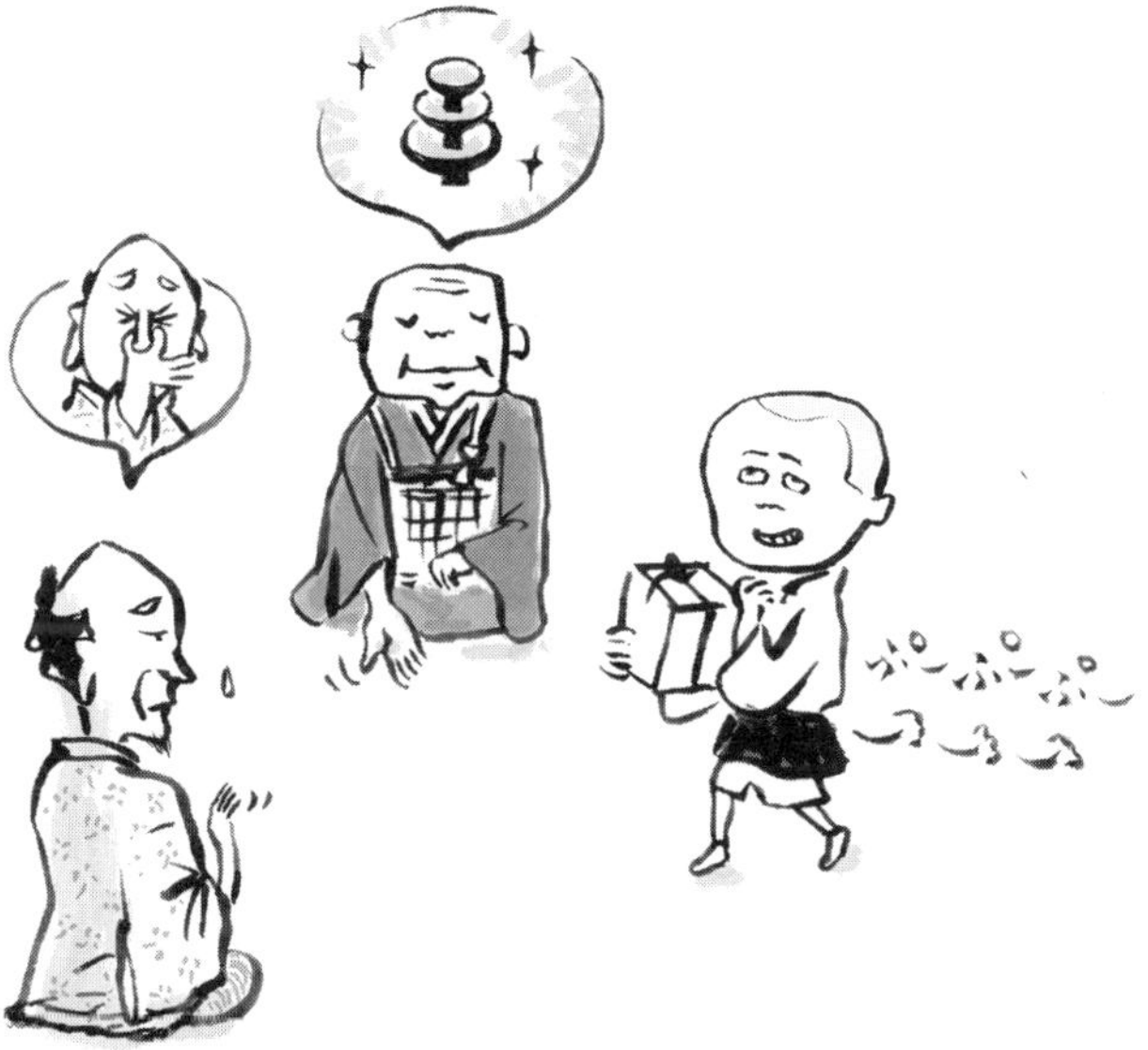

医「この箱の中に？　拝見させていただいてもよろしいですか？」
住「どうぞどうぞ」
医「臭いはかいだことがございますが、見るのははじめてです。拝見いたします。ご住職、これは結構なお盃ですな」
住「いえいえ、粗末な転失気でございます」
医「また、ご冗談を。医学のほうでは、気を転じて失う、おならのことを転失気と申しますが……」
住「おなら！　これ、珍念」
医「寺方では、お盃のことを転失気と申されるのですかな」
住「珍念、お前はどうしてそういう……」
医「寺方ではどういうわけでお盃を転失気と申されるのですか」
住「それは……、これが過ぎると、ぶーぶー申します」

子ほめ

――こほめ

付け焼刃ははげやすい①などと申しまして、心にもないことを言うと失敗することが多いようでございます。お世辞などというものは、たいへん難しいものでございます。

八五郎「こんにちは、隠居さん」

隠居「おや、八つぁんかい、まぁ、おあがりなさい」

八「隠居さんのところに只《ただ》の酒があるって聞いてきたんですけれど

①付け焼刃ははげやすい　付け焼き刃は鈍刀に無理矢理に鋼の刃を焼いて付けたもの。それが簡単にはげてしまう、つまり、何かを装っても駄目だ、という意味。

ね」
隠「只の酒？　そんなものはないよ。あー、親戚から送って来た、灘《なだ》の酒②のことか」
八「えっ？　灘の酒？　只の酒じゃないんですか。灘の酒か。なだ、つまんない。灘でもいいから、只で飲ませろ」
隠「酒は飲ませてあげるがな。他人の家に来て、酒の一杯でもご馳走になろうと思ったら、世辞の一つでも言ったらどうだ」
八「なんですか、世辞って」
隠「お前、世辞を知らないのか。相手を褒めるんだ。お前がうちへ来るだろう。結構なお住まいですくらいなことを言えば、私も心持がよくなるというものだ」
八「なるほど、心にもないことを言えばいい」
隠「お前には何を言われても腹が立たないな。たとえばだ……、お前さんが往来で知人に会ったとしよう。しばらくお目に掛かりませ

②灘の酒　灘は兵庫県の地名。灘酒の醸造で有名で、まぜもののない酒を「灘の生一本」と呼んだ。

んでしたが、どちらかへお出掛けでしたか？　相手が商用で出掛けていたと言えば、どうりでお顔の色がお黒くなられました」
八「顔の色が黒いってえと、褒めたことになるんですか」
隠「顔の色が黒いというのは一生懸命働いているという意味だな。でもそれだけではいけない。あなたなどは元がお白いから、土地の水で洗えばすぐにお白くなります。このくらいのことを言えばいい」
八「それだけ言えば、酒を飲ませますか」
隠「たいていは飲ませてくれるだろうが、それで駄目なら奥の手[③]を出すんだ」
八「奥の手ですか」
隠「相手の年齢《とし》を聞くんだ。失礼ですがお年齢はおいくつですか。相手が四十五と言ったら、四十五とはお若い、どうみても厄そこそこです」
八「百そこそこ」

③奥の手　秘策。

隠「百じゃない。厄だ。男の厄年④四十二だ」

八「あー、なるほどね。でも、隠居さん、うまく四十五が来ればいいですよ。五十の野郎が来たらどうするんです？」

隠「五十が来たら、どう見ても四十五、六と言えばいい」

八「なるほどね。じゃ、六十が来たら？」

隠「五十五、六だよ」

八「七十が来たら？」

隠「六十五、六だ」

八「八十は？」

隠「七十五、六だ」

八「九十は？」

隠「九十の人が往来をぴょこぴょこ歩いていないよ」

八「もしいたら？」

隠「八十五、六だよ」

④厄年　災難が起こりやすいので、いろいろなことを慎まなくてはならない年齢。神社や寺で厄払いをしてもらったりする。男は、二十五、四十二、六十、女は、十九、三十三。

八「百は？」

隠「もうおよしよ」

八「百の人が来たら、あんたは人生もうおよしよ」

隠「バカなことを言うんじゃない」

八「じゃ、十歳くらいの子供が来たら、どう見ても五つか六つだ」

隠「子供の褒め方はまた別だ。子供を褒める時は親を褒めるんだな。失礼ですが、このお子様はあなたのお子様ですか。どうりで福々しいお顔立ちでございます。先日亡くなられたおじい様に似てご長命の相がございます。梅檀《せんだん》は双葉《ふたば》より芳《かん》ばしく、⑤蛇は寸にしてその気をあらわす⑥と申します。私もこのようなお子様にあやかりたい、あやかりたい、とな」

八「なるほどね。いやね、この間、竹のところで、子供が産まれましてね。お祝いに銭とられた。これから言って、子供褒めて一杯飲ませてもらって元を取り返して来ようと思います」

⑤梅檀は双葉より芳ばしい　梅檀という植物は芽の頃からいい香りがするところから、大成する人は子供の頃から優れているという意味。

⑥蛇は寸にしてその気をあらわす　蛇は一寸くらいの小さい頃から気がみなぎっていることから、大成する人は子供の頃から力の片鱗を見せているという意味。

隠「まぁ、お待ちよ。一杯飲ませるから」
八「教わったことは覚えているうちにやらないとね。これで一杯ごちになって来ますよ」
八「いいこと教わったね。お世辞で酒が飲めるとは思わなかったな。さてと、竹の家に行く前に、どっかで稽古して行こうかな。どっかに四十五くらいの奴はいないかなぁ。あー、あの人は四十五くらいだな。どうも、こんにちは」
通行人「はい。こんにちは」
八「しばらくお目に掛かりませんでしたな」
通「はぁ、私はあなたを知りませんよ」
八「私もあなたを知りません。ずいぶん、色が黒いですな」
通「大きなお世話です」
八「怒って行っちゃったよ。知ってる奴じゃないと駄目だな。あー、あの人はどっかで見たことがある人だ。どうも、しばらくお目に掛かりませんでした」
通「また、あんたか」
八「なんだ、今の人か。どうりで見たことがあると思った。あいつは町内ぐるぐるまわってるんだね。他にいないかな、四十五くらいで知っている奴……。あー、伊勢屋の番頭さんだ。あれは四十五くらいだな。あの人でやってみよう。どうもこんにちは」
番「よう、どうしたい、町内の色男」
八「むこうのほうがうまいよ。うっかりしていたら、こっちが一杯奢らされちまう。えー、しばらくお目に掛かりませんでしたな」
番「よせよ。今朝、床屋で会ったろう」
八「そうだ。その前、しばらく」
番「夕べ、湯屋で会ったよ」
八「よく会うね。その前、しばらく」

番「あー、その前はちょっと商用で旅に出ていたな」
八「よしきた。どうりで顔の色が黒いね」
番「えっ？　気にしてるんだよ。そんなに黒いかい？」
八「真っ黒だ」
番「嫌だねえ」
八「でも、番頭さん、あんたなんか、もとが黒いから、土地の水で洗えばますます黒くなる。どうだ、一杯飲ませろ」
番「誰が飲ませるかよ」
八「駄目？　じゃ、奥の手だ。時に番頭さん、あなたはおいくつですか？」
番「往来で年齢なんか聞くんじゃないよ」
八「いいじゃないかよ。教えろよ」
番「嫌だよ」
八「教えないところをみると、年齢がない？」

番「そんなわけないだろう。一杯だよ」
八「盥《たらい》に？」
番「そうじゃないよ。四十だよ」
八「えっ！　四十！　ははは。四十にしちゃお若い、どう見ても……」
番「いくつに見える？」
八「いけねえ。四十五より上は聞いて来たんだ。四十とは知らなかったなぁ。どうしよう。えー、番頭さん、ものは相談ですがね、四十五になってくれませんか」
番「なんだよ、四十五になれっていうのは」
八「今だけでいいですよ。四十五って言ってください」
番「なんだよ、それは。わかったよ、いいよ。俺は四十五だ」
八「四十五とはお若く見える」
番「四十だもん」
八「なんか言わないで。四十五とはお若く見える。どう見ても、厄そこそこ」
番「二つ多いよ」
八「怒って行っちゃったよ。大人は駄目だな。子供にしよう。竹の家に行こう。おい、竹、いるか」
竹「なんだ、八か。なんか用か」
八「お前のところ、子供が産まれて弱っているってな」
竹「弱ってないよ。俺んところは子供が産まれて祝ってるんだ」
八「そうか。俺はお祝いに銭取られて弱っている」
竹「返すよ」
八「いいんだよ。いま、世辞をやらかして、飲ませてもらうんだ。子供はどこにいるんだ?」
竹「奥で寝ているよ。見てやってくれ」
八「これかい? でかいなぁ」

竹「だろう。お産婆さんも大きいって言ってたよ」
八「でか過ぎだよ。おじいさんに似てないか？　頭禿げて、眼鏡掛けて」
竹「それ、おじいさんが昼寝してるんだよ」
八「あっ、これ、おじいさんか！」
竹「子供はその隣だ」
八「これか。小さいなぁ。育つか？」
竹「育つよ」
八「でもカワイイなぁ。お人形さんみたいだ」
竹「そんなにカワイイか」
八「うん。お腹押すと、キューって言う」
竹「よせよ」
八「でも、小さい手だ。紅葉みたいだな」
竹「もうそれ以上何も言うな」

八「このカワイイ手で、俺から祝いの銭ふんだくって」
竹「だから返すよ」
八「いいよ。これからが本番だ。時に竹さん、このお子さんはあなたのお子さんですか」
竹「よせよ。俺の子だよ」
八「どうりで、ふてぶてしいお顔立ちでございます。おとっつぁんに似てる……うん？　似てないよ。おっかさんに似てる……これも、似てねえな。エテ公そっくりだ。いやいや、先だって亡くなられたおじい様に似て」
竹「じいさん、そこに寝ているよ」
八「おばあさんに似て」
竹「ばぁさん買い物に行っているよ」
八「面倒臭いな。どっちか殺せ」
竹「駄目だよ」

八「ご長命の相がございますと。洗濯は二晩で乾くかな。蛇は寸にして、みみずを飲む。私もこういうお子さんに、蚊帳《かや》吊《つ》りたい、首吊りたい。どうだ。一杯飲ませろ」
竹「誰が飲ませるか」
八「じゃ、奥の手だ。時に竹さん、このお子さんはおいくつですか」
竹「おいくつって、お七夜⑦だから、一つだよ」
八「一つ？　一つにしてはお若い」
竹「一つで若けりゃ一体いくつだ？」
八「どう見ても、半分でしょう」

⑦お七夜　生まれて七日目の祝いの日。

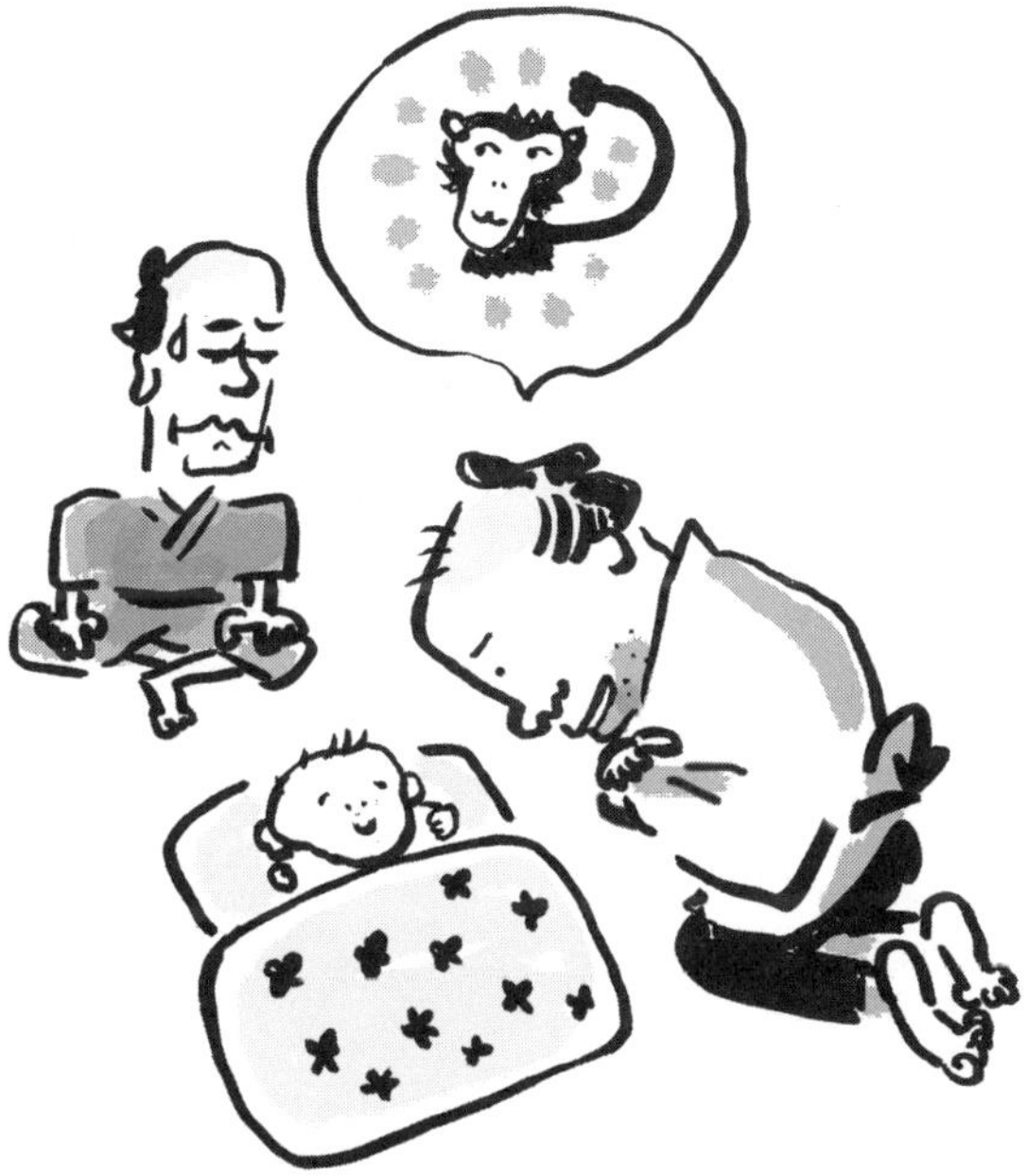

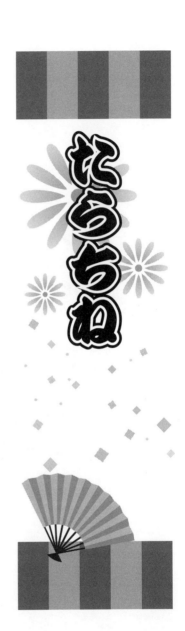

たらちね

縁は異なもの味なもの、袖すりあうも多生の縁、つまずく石も縁の端、なんてえことを申します。縁と申しますものは不思議なものでございます。中でも不思議な夫婦のご縁。

生まれも育ちもまったく違う知らない同士が夫婦になってとも白髪、縁と申しますものはおもしろいものでございます。

八五郎「えー、大家さん、お呼びだってえから参りました。何かご用でしょうか」
大家「忙しいところをすまないな。いやいや、八つぁん、今日呼んだのは他でもない。お前にとってもいい話だ」
八「なんでございましょうか」
大「いやな、長屋にも独り者は何人かいるが、お前さんは竹を割ったような気立てで①、一生懸命働くしな、私はかねがね目を掛けていた。どうだ、お前、女房をもらわないか」
八「えっ、女房ですか。そら、もらいたいですがね、あっしのような貧乏人じゃ、なかなか暮らしもままならない」
大「いやいや、昔から言うがな、一人口は食えないが二人口は食える。夫婦二人なら、独り者の時よりも無駄が減るわけだな。それに、家を守る女房がいれば世間の信用も上がる。やってゆけると思うよ。どうだ、もらわないか。もらいいな。おもらい」
八「おもらいって、犬の子じゃないんですから。一体相手はどこの

①竹を割ったような気立て　よこしまなことがないこと。さっぱりした性格。

女なんですか?」
大「先方はな、長い間、お屋敷にご奉公していてな」
八「お屋敷で」
大「堅苦しい暮らしより気楽な暮らしがしたい、サッパリした性格で親切な男のところに嫁に行きたいというのでな、お前ならよかろうと思ったんだ」
八「そうですか。で、どうなんですか、らつのほうは?」
大「なんだ、らつってえのは?」
八「面《つら》逆さまにしたんです」
大「変なものを逆さまにするな。器量のほうは十人並み優れているな。読み書きが出来て、針も持てる。それに夏冬の物は一通り、持って来ようってえんだ」
八「夏冬の物ってえと、アンカと渋団扇《しぶうちわ》とか」
大「そんなものじゃないよ。ちゃんと長持ちの一つも持って来ようというんだ。むこうは両親に早くに死に別れて奉公に出たんで、面倒な親戚付き合いもない。だが、ただ一つ傷があるんだ」
八「やっぱりそうだ。うまく話が出来過ぎているよ。傷ってぇと、横っ腹に穴が開いてて水が漏る」
大「水瓶《みずがめ》じゃないよ。京都のお公家に奉公していたんで、言葉が丁寧なんだ」
八「言葉が丁寧ってえのは傷ですか?」
大「丁寧すぎるんだな。この間も往来でたまたま行き会った時だ。こんなことを言うんだ。今朝《こんちょう》は土風激《どふうはげ》しゅうして小砂眼入《しょうしゃがんにゅう》し歩行《ほこう》なり難《がた》し」
八「なんですか、それは?」
大「わしもなんのことやらわからなかったが、あとで考えてみてわかった。今朝《こんちょう》というから、今朝《けさ》だ。土風激《どふうはげ》しゅうして、土風《つちかぜ》が激しくて、小さな砂が目に入って歩きにくい」

八「さっぱりわかりませんがね、大家さん、そう言われて、なんか言ったんですか?」
大「私も黙って通り過ぎるわけにはいかないから。いかにも、すたんぶびょう、にございますと言った」
八「なんです、それは?」
大「脇に道具屋があって、箪笥と屏風があったんで、ひっくり返して、すたんぶびょう」
八「間抜けなものをひっくり返したね。丁寧過ぎるのは結構だ。あっしがぞんざいだから、そのうち混ざって、ちょうどよくなりますよ」
大「もらうかい。なら、吉日を選んで婚礼にしよう。婆さん、暦を持っておいで。どれどれ、明日が悪くて、明後日はもっと悪い。来週もあまりいい日はない……」
八「その暦は駄目ですね。隣に行って借りて来ましょうか」
大「暦はどこのも同じだ。今日なら吉日なんだがな」

八「じゃ、今日にしましょう」
大「今日かい？」
八「思い立ったが吉日って言うでしょう」
大「わかった。先方に行って、今日でもいいと言ったら、今日婚礼にしようじゃないか」
八「なにぶん、よろしくお願いします」
大「日が暮れたら連れて行くから。お前も家ん中片付けて、湯にでも行って待っていな」
八「ありがとうございます」

八「大家が呼んでるっていうから何かと思ったら。嫁さん世話してくれるってえのか。ありがてえ話だな。お隣のおばさん、留守、すまなかったな」
隣「八つぁん、ずいぶん早かったね。大家さん、なんだって？」

八「実はね、今日この長屋で婚礼があるんだ」
隣「あら、めでたいじゃないかね。どこの家だい？」
八「俺ん所なんだよ」
隣「冗談およしよ。えっ？　冗談じゃない？　大家さんが？　ホントかい。それはよかったね。おめでとうございます。それじゃ、私が掃除をしておいてやるから、お前は早く湯へ行っておいで」
八「そうかい、すまねえな。頼んだぜ」

八「おばさん、ありがとうよ。すっかり綺麗になった。えーと、大家は日が暮れたら連れて来るって言っていたけれど、まだ日が暮れないなぁ。早く暮れないかなぁ。今日はやけに日が長いね。そうだ。火でも起こしておこうかな。七輪[②]、七輪……。火を起こすか。ありがてえなぁ。かみさんが来たら、俺のことをなんて呼ぶかな。言葉が丁寧だって言っていたからな。あなたや、なんてなことを言うん

②七輪　江戸後期に登場して、庶民の食卓に革命を起こした焜炉の一種。携帯でき家庭での煮炊きに用いた。七厘の炭で煮物料理が出来たのが語源と言われている。

だろうな。今までは飯を食うのも一人だが、これからは差し向かいってえやつだ。俺の箸は木の太い奴、かみさんの箸は象牙の小さな箸だ。茶碗も俺のはでかい五郎八茶碗《ごろうはちぢゃわん》③、かみさんのは小さな瀬戸物の茶碗だ。俺が飯を食うと、ザークザク、箸が茶碗に当たってガンガ

③五郎八茶碗
やや大きな茶碗で、主に茶漬けを食する。

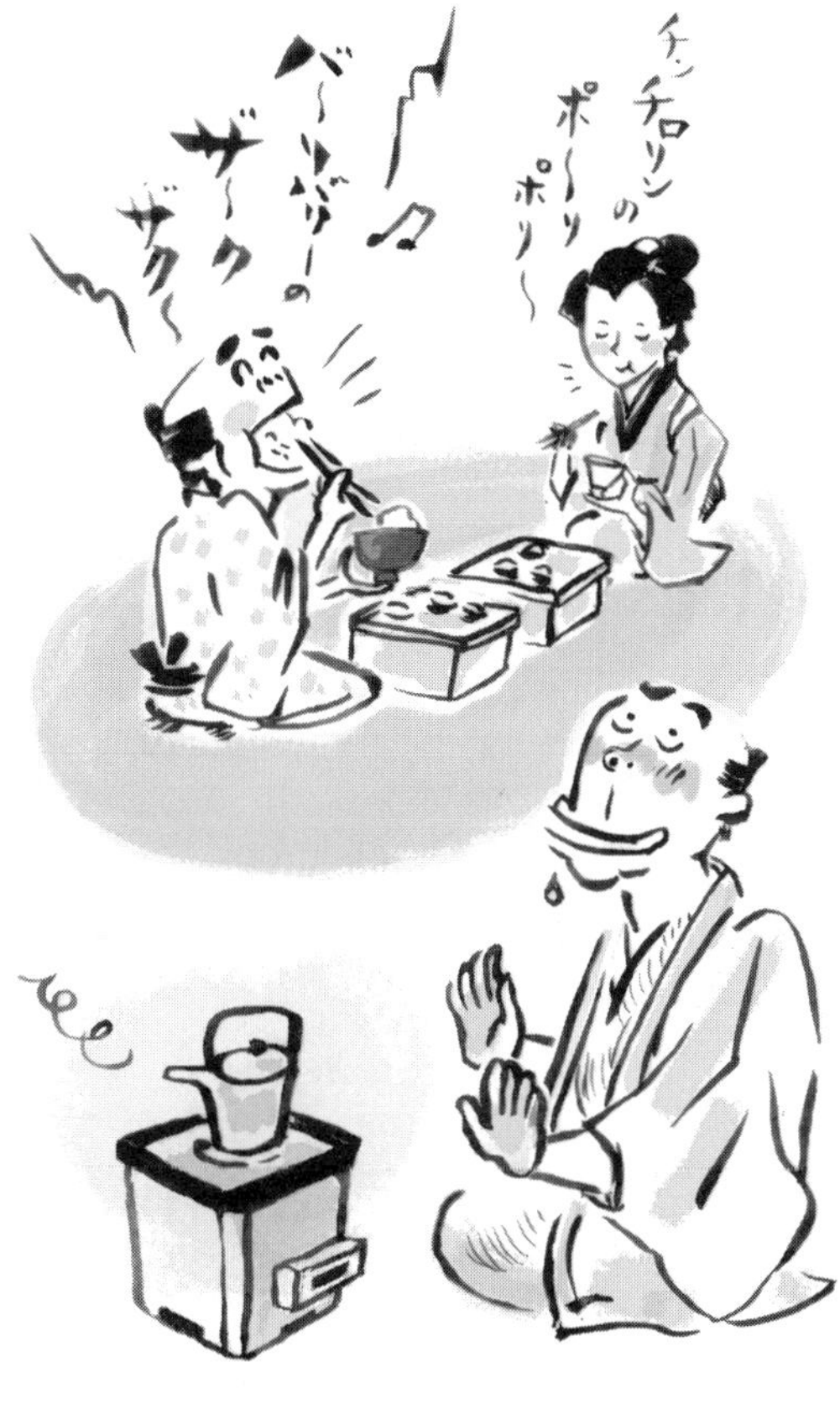

ラガン、沢庵なんかバーリバリ、かみさんは飯を食うのはサークサク、象牙の箸が瀬戸物の茶碗に当たってチンチロリン、沢庵もポーリポリだ。チンチロリンのポーリポリのサークサク、俺はガンガラガンのバーリバリのザークザク、かみさんはチンチロリンのポーリポリのサークサク、俺はガンガラガンのバーリバリのザークザク、チンチロリンのポーリポリのサークサク、ガンガラガンのバーリバリのザークザク……」
隣「八つぁん、何を騒いでるんだ?」
八「隣に聞こえちまったよ。えー、なんでもありません。ちょっと、おまんまを食う稽古していたんで」
隣「つまんない稽古をするんじゃないよ」
八「何がつまんない稽古だ。ヤキモチ妬いてやがる。それにしてもこの七輪は火が起きないねえ。あっ、七輪の口が向こうむいていた」

騒いでおりますうちに、日も暮れて参ります。

大「あっ、そこの溝板は腐っているから、気をつけて。ここが八五郎の家、いや、今日からはお前の家だ。おい、八つぁん、いるか」

八「来た来た、待ってましたよ」

大「こいつが八五郎、お前の亭主になる男だ。見た目はこうだがな、これで腕もいいし、真面目に働くから、お前の舵取りで出世もしようってえもんだ。さぁさぁ、二人並んで、祝言の真似事だ。高砂やこの浦舟に帆を上げて……。はい。おめでとう。仲人は宵の口というから、私は帰る。あとは二人でうまくやりな」

八「あー、大家さん、帰っちゃった。しょうがねえなぁ。どうしたらいいのか、わからないよ。えー、どうもはじめまして。あっしは八五郎といいやす。こんながさつ者ですが、兄弟同様によろしくお願いしやす」

清「賤妾浅短《せんしょうせんたん》にあって是を学ばざれば謹たらんと欲っす」

八「大家さーん、はじまったよ。丁寧とは聞いていたけれど、なんのこったかわからねえや。そうだ。名前もきいていなかった。名前、わかりますか？　あなたの名前を教えてほしいんですがね」

清「自らの姓名を問いたもうや？」

八「戸板じゃなくてですね。名前、名前を教えていただきたいんです」

清「自らことの姓名は、父は元京都の産にして、姓は安藤名は敬三、字《あざな》④を五光《ごこう》、母は千代女と申せしが、我が母三十三歳のおり、丹頂⑤の夢を見てわらわを孕める⑥がゆえ、たらちね⑦の胎内をいでし時は鶴女鶴女と申せしが、成長ののち是を改め清女と申しはべるなり」

八「えっ？　なに？　それ、皆、お前さんの名前かい？　それで一人前？　長い名前だねえ。とても覚えられないよ。ちょっと紙に書いてください。難しい字は読めませんから。全部、仮名で。ありがとうございます。なになに。自らことの姓名は……、父は元きやうと、

④字《あざな》　学者、文人が実名以外に名乗る名前。
⑤丹頂　丹頂鶴のこと。
⑥孕める　妊娠する。
⑦たらちね　正しくは、「垂乳女《たらちめ》」。産みの母親のこと。

あっ、京都ね。京都の産にして、姓は安藤名は敬三、字《あざな》を五光《ごこう》、母は千代女と申せしが、（お経の調子になり）我が母三十三歳のおり、丹頂の夢を見てわらわを孕めるがゆえ、たらちねの胎内をいでし時は鶴女鶴女と申せしが、成長ののち是を改め清女と申しはべるなり。チーン。お経だよ。困ったなぁ。辰公のところのかみさんはお花ってえんだ。仕事から帰って、『お花、湯行くから手ぬぐい取ってくれ』。うちはそうはいかねえや。おい、自らことの姓名は、父は元京都の産にして、姓は安藤名は敬三、字を五光、母は千代女と申せしが、我が母三十三歳のおり、丹頂の夢を見てわらわを孕めるがゆえ、たらちねの胎内をいでし時は鶴女鶴女と申せしが、成長ののち是を改め清女と申しはべるなり、湯行くから手ぬぐい取ってくれ、湯が閉まっちまうよ。湯ぐれえならいいよ。火事になったらどうするよ。半鐘がジャンジャン、おい、起きろ、自らことの姓名は……、焼け死んじゃうよ。まぁ、いいや。明日、大家に言って、なんか適当な名前をつけてもらおう。とにかく今日のところは、もう寝ましょう」

真夜中のことでございます。花嫁さん、起き上がりますと八つぁんの枕元に両の手をついて。

清「あーら、我が君、あーら、我が君」

八「なんですか、今、真夜中じゃないですか」

清「いったん、偕老同穴《かいろうどうけつ》⑧の契りを結びし上からは、千代八千代に変わらせ賜うことなかれ」

八「なんだかわかりませんが、もう寝てくださいよ」

烏カアで夜が明ける。

清「あーら、我が君、あーら、我が君」

八「えっ？　なんですか、こんな朝早くに」

清「しらげのありかはいずくなりや？」

⑧偕老同穴《かいろうどうけつ》の契り　一緒のお墓に入る約束。

八「虱《しらみ》はいねえはずですがね」
清「そわ、ひとはむ虫、よねのことなり」
八「よねは友達ですけれどね。よね公がどうかしましたか？」
清「そわ朋友、わらわの申すは、米のことなり」
八「米なら米って言ってくださいよ。符牒⑨使うから、わからねえ。台所の蜜柑箱に入ってますから」

ご飯を炊いて、味噌汁を作りますが、味噌汁に入れる具がございません。
そこは昔の長屋は便利なもの。物売りがやって参ります。
葱屋「葱や、葱、岩槻の葱⑩」
清「こうれ、門前に市をなす、⑪賤《しず》の男《おのこ》⑫、男や男」
葱「誰だい、布子や布子って？　えっ？　おのこ？　男ってえのは、あっしのことですか？　何か御用ですか」

⑨符牒　業界用語。
⑩岩槻の葱　現在の埼玉県岩槻が産地の葱。現在も名産。
⑪市をなす　販売を営む。
⑫賤の男　身分の低い男。

清「そのほう、たずさえし一文字草《ひともじぐさ》、ひとつかねの価、何銭文なりや」
葱「一文字草？　あー、そうか。聞いたことがあるよ。すうっと一本に伸びているから、葱のことを一文字草って言うらしい。えー、これは葱と言いましてね、一束八文でございます」
清「何、八文とな？　召すや召さぬや我が君様にうかがい来る間、そこな門前に控えておれ」
葱「へへーっ。これじゃ芝居だよ」

清「あーら、我が君、あーら、我が君」
八「なんだい、どうでもいいけれどね、その、我が君てえの、やめてもらえませんかね。友達に我が君って仇名つけられちまうよ。えー、今度はなんです？」
清「一文字草、八銭文なりや」
八「一文字草？　なんか買うのか？　長火鉢の引き出しに銭が入っ

ているから、それで払っておくんなさい。やれやれ言葉が丁寧とは聞いていたが、我が君には驚いた。まったく、朝からえらい騒ぎだよ」

すっかりご飯の支度が整います。

清「あーら、我が君」

八「なんだい。また何か用かい」

清「もはや日も東天にいでしませば、うがい手水で身を清め、神前仏前に御明しさせられ、ご飯召し上がって、恐惶謹言《きょうこうきんげん》」

八「何？　飯を食うのが恐惶謹言？　なら、酒を飲むのは、よって件《くだん》のごとし（酔ってグデン）か」

落語の符牒（スラング）

どの世界にもスラングつまり隠語や符牒がある。落語界は歴史が古いから当然その数も多い。ここでは『これを知っていれば落語に強くなる』というものを精選した。

《あ行》

●あがり

二つの意味がある。①入場料の収入のこと②出囃子のこと。①は寄席ではその日の興行収入を出演者と寄席が決めた取り分で分けるシステムをとる。ホール落語の場合などはギャラで出る。②は落語家によって一定していない。五代目志ん生は「一丁入うぃ」志ん朝は「老松」八代目文楽は「野崎」など下座が弾く。

●あさい（浅い）

早い出番のこと。遅い出番のことを〈深い〉という。売れっ子が浅い出番のときは、次の仕事が忙しいと思えばよい。

●あな（穴）

寄席で出演者のあとが切れるようなとき。穴があくという。高座の脇に羽織をはおって、それが引かれれば〈準備ＯＫ〉の合図。なかなか引かれないときは〈まだ来ないから繋いでくれ〉という合図。

●あにさん（兄さん）

落語家は先輩に対して〈あにさん〉と呼ぶ。真打ち以上の人に対しては〈師匠〉、女性の芸人に対しては〈ねえさん〉と呼ぶ。

●いたつき（板付き）

あらかじめ高座に出ていて、幕をあけて芸を始めること。

●いちばん（一番）

一番太鼓のこと。客の入り具合によって、普通、開幕二十分くらいに打つ。もっとも打つとは言わず入れるという。一番の次が二番太鼓で、これは開演五分前が普通。もう芸人さんが楽屋にいるのは〈着到（ちゃくとう）〉という。

●いろもの（色物）

東京の寄席は落語が主体のため落語以外の、例えば漫才、曲芸、漫談、俗曲などを〈いろもの〉という。上方では漫才、落語が一緒なのでこの限りではない。昔は寄席と一口に言っても講釈場、浪曲席、漫才小屋など種類が多かったので、落語中心の席のことを〈いろもの席〉と呼んだが、現在の常識では寄席でいい。

●うしろまく（後幕）
襲名披露興行のときなど、高座の後ろにかける幕のこと。ふだんの寄席の興行では用いない。
●おいだし（追い出し）
終演の太鼓。終演のこと。〈ハネ〉ともいう。
●おおかんばん（大看板）
落語界の大幹部のこと。大真打ちともいう。
●おおぎり（大喜利）
最後にやる大一座の演芸もの。テレビの演芸にみる落語家が大勢並んで演じる洒落合戦などもその一つ。
●おだいばなし（お題噺）
客の持ち物（時計、タバコ、ハンカチ、本など）を借り出し、その品物で洒落ながら一席の噺を作るもの。
●おち（落ち）
落語は〈おとしばなし〉であるから、落ちは不可欠とされる。サゲともいい、十種類に分類される。
●おはやし（お囃子）
下座の鳴り物。三味線に大太鼓（おおど）、締太鼓（しめだいこ）、鉦（よすけ）、笛（とんび）

を達者な前座や二ツ目が受け持つ。出囃子だけでなく曲芸、紙切りなどの演芸には鳴り物を必要とする。そうした総称を〈おはやし〉という。鳴り物部屋は高座の横にあり、スダレなどで客席からは見えないようになっている。

●おんぎょく（音曲）

純日本風の音曲。それを演じる芸人が音曲師である。真打の前の〈ひざがわり〉には必要な芸で、「稽古屋」など音曲の入る落語は音曲噺という。

《か行》

●かおづけ（顔付け）

〈顔〉とは出演メンバーのこと。出演者と出演時間を決める会議が〈顔付け〉。東京では落語協会と落語芸術協会が一軒の寄席を十日ずつ受け持つので、協会役員と席亭が合同会議で決めている。

●がくや（楽屋）

出演者の控室。芸人が楽屋に入って来ることを〈楽屋入り〉といい、楽屋に備え付けて、その演者と演目を順々に書き込む帳面を〈楽屋帳〉という。同じ落語がダブらないようにするための配慮で前座がつける。また楽屋にいる仲間にしかわからないくすぐりを〈楽屋落ち〉という。

●かけもち（掛け持ち）

二軒以上の寄席へ出演すること。

●**かず**（数）

一から九までの数字の符牒は順に、ヘイ、ビキ、ヤマ、ササキ、カタゴ、サナダ、タヌマ、ヤワタ、キワとなる。ヘイは平らだから横一文字に引いた形から出ている。ビキは二引の紋所からというのと反物一匹は二反という説がある。ヤマは山だから三となるシャレ。ササキは佐々木家の紋所は四つ目結い。カタゴは片手の指が五本。サナダは真田家の六文銭。タヌマは田沼家の紋が七曜星。ヤワタは八幡と書いてヤワタと読む。キワは十のキワというのがそれぞれ語源となっている。一万円はヘイマン。二万五千円はビキカタで通じる。また一から九までを〈ツノコエ〉というのに対し、十から上の数字を〈ツバナレ〉というときもある。一から九までは一ツ二ツとツの地がつくから〈ツノコエ〉であり十から上は〈ツ〉から離れるというのが語源。この数字の符牒は江戸時代の髪結床から出て寄席に伝わったという。

●**かぜ**（風）

扇子のこと。つまり風の道具というところから出た。演出上絶対必要な小道具で箸になり、箸になり、キセルになり、刀になり、槍になり、杖になり、釣り竿にもなる。どんな扇子でもいいのではなく、高座扇といって平打ちの白扇を用いる。

●**かみがたらくご**（上方落語）

上方弁の落語を総称していう。上方落語協会がある。現在東京で演じられている古典落語の大半は上方で完成したもので、明治時代に東京に移入されたと言われる。

●かみしも（上下）

高座に向かって右が上手、左が下手となり、この上下の使い分けで対話の面白さが出る。つまり上手から下手に向かってしゃべるときは身分の上の者が下の者に対している場合。下手から上手にむかってしゃべる場合はその逆となる。ご隠居さんが上手、八公が下手の場合、隠居のほうが身分が高いというわけだ。落語演出の基本。

●きん（金）

お客さんのこと。〈きんちゃん〉ともいう。

●きんえんらくご（禁演落語）

昭和十六年十月、戦時下という時局がら相応しくない落語五十三演目を自粛して東京浅草の本法寺に「はなし塚」を建てて葬った。廓ばなしが多く、他に酒呑み、妾、花柳界ものなどが含まれる。戦後二十一年九月に復活した。

●くいつき（喰い付き）

中入りのすぐあとに出演する人。たいてい若手が勤めるのは、客がまだ落ちつかずにいる、やりにくい出番だからである。

●くすぐり

ギャグのこと。

●けいこだい（稽古台）
噺の数をたくさん知っている老練の落語家。若い人が通って稽古を付けてもらう。

●げざ（下座）
お囃子さんのこと。

●こうざ（高座）
落語を演じる舞台のこと。江戸時代はタタミ一畳くらいの置き台を用いていた。

●こうばん（香盤）
落語家の位付けをいう。一般的な人気者とは違ってその位付けはなかなか厳しい。また、顔付けで決まった各席の出演者と時間の一覧表も香盤という。

《さ行》

●さんだいばなし（三題噺）
あらかじめ客から三つの題をもらい、それを内容に盛り込んで一席の噺にまとめるもの。正しくは人物、品物、事件あるいは場所、ということになっているがそうでない場合もある。幕末から明治のはじめの頃に流行し、その中の幾つかが現在も残っている。『芝浜』（酔っぱらい、芝浜、財布）、『鰍沢』（小室山の御封、玉子酒、熊の膏薬）は、いずれも名人圓朝の作という。戦後ひところラジオ放送局の落語番組などで流行った。

●**じばなし**（地噺）
説明を主にした落語で漫談に近い。『源平盛衰記』など。
●**しゃだれ**
芸者のこと。芸者の〈しゃ〉とご婦人のことを〈たれ〉というのを合わせた造語。
●**じゃり**
子どものこと。砂利を踏むようにうるさいというあたりが語源らしい。
●**しょうめんをきる**（正面を切る）
高座から客席の正面を見てしゃべること。これの出来ない人を〈正面が切れない〉という。
●**しんうち**（真打）
前座、二ツ目を経て真打に進む。落語家として一人前の身分である。二ツ目までは〈あにさん〉と呼ばれていたが、真打ちになると〈師匠〉と呼ばれる。〈真を打つ〉つまり、その興行の中心となる人という意味から、ひと晩の興行の最後に出る人をいう場合もある。
●**すけ**（助）
助演のこと。若い落語家が会をやる場合など、大看板が助を取ることがある。
●**せいたいもしゃ**（声帯模写）
役者のセリフを声そっくりに真似るのが声色（こわいろ）、動物や鳥虫、乗り物などを真似るのを物真似といい、割に古い演芸であるが、昭和のはじめに古川ロッパが声帯模写と名付けてレパートリーを広げた。

●**せきてい**（席亭）

寄席の主人のこと。寄席の亭主の略。普通呼ぶ場合は大旦那などと呼ぶ。

●**せこ**

悪いこと。良くないこと。またうまくないこと。

●**ぜんざ**（前座）

落語家のまだ修行中の一番低い身分。昔の髪結床で前割りの子どもを前座と呼んだところから出ている。前座の中でも〈立前座〉には一番古い前座がなり、楽屋にいて出番順、時間の管理、楽屋帳の記入などをテキパキと処理する、運営上なかなか重要な役割でもある。

《た行》

●**だるま**

羽織のこと。演じながら羽織をぬいで高座のソデへほおって次の出演者の都合を知る。楽屋から羽織を引いた場合は〈だるまを引く〉という。羽織の片っぽの袖を被り袖口から顔を出し、プウッと頬を膨らませると達磨大師になる。昔は百面相がよくやったことから〈だるま〉の語源が生まれたという。

●**たれ**

女性自身のこと、また広く女性のことをいう。

●たろ

お金のこと。

●ていごう（亭号）

三遊亭、春風亭、林家、古今亭、桂、柳家……落語家の名字に当たる部分の名前。師匠の亭号を代々弟子は引き継ぐことが多い。

●てんぐれん（天狗連）

セミプロの演芸者。中には本職ハダシの芸達者があり、その昔はグループで端席（場末の寄席）に出演するなど人気もあった。天狗連からプロに転向して名を成した芸人も多い。

●とうすけ

顔のこと。

●どさ

田舎のこと。地方の興行をすることをどさ回りなどという。

●とば

きもののこと。

《な行》

●なかいり（仲入り）

寄席の休憩時間。たいてい演芸が始まって三分の二くらい進んだところでお仲入りとなる。客はタバコを吸い、便所に立ち、あるいは食べ物を買う。そういうのを売って歩く人を今は殆ど見られないが中売りといった。

●にんじょうばなし（人情噺）

『文七元結』『しじみ売り』のように、義理人情がテーマとなった噺で落とし噺のように笑いを目的としない。昔の真打は人情噺、芝居噺、怪談噺など個性豊かな大物ネタを持ち、話芸で勝負した。落とし噺が落語の主流となった現在でも人情噺は命脈を保っている。

●のせる

食べ物、または食事のこと。腹が減ったとき「おい、なにかのせに行こうか」というような使い方をする。

《は行》

●ばける（化ける）

思いがけない芸人が急に芸風が変わり大変人気が出ること。例えば志ん朝のように、もともと古典のうまかった人がそのまま順調に伸びているようなケースは化けるとは言わないが、三平（先代）などのようにラジオ・テレビにのって急速に芸風をかえた人気者は〈化ける〉が当てはまる。

●はつせき（初席）

お正月の元日から十日までの寄席興行をいう。めでたい興行なので、ほとんどの落語家が顔を出す。寄席がきらびやかで、どこも満員となる。

●ばれ（破礼）

バレ噺、つまり艶笑落語である。禁演落語と違って、もうひとつお色気の濃いもの。だからふだんの寄席では聞かれず、特殊な会やお座敷、時たま深夜テレビなどで演じられる。例えば『鈴ふり』『紀州飛脚』『疝気の虫』など、小ばなし的な短いものが多く、どの落語家も秘中の秘を四つや五つは持っている。

●ひざがわり（膝がわり）

真打のすぐ前に出る芸人のこと。音曲など〈いろもの〉が多い。というのはトリの芸の邪魔にならないような芸でなければならないし、深い出演だからかなりの芸達者でないといけない。

●びら

寄席のポスターのこと。その文字をビラ字という。肉太の独特な書体で、歌舞伎の勘亭流と提灯屋の書体をミックスして江戸末期に始まった。現在橘右近が始めた橘流の一門が継承している。寄席文字ともいう。

●ふし（節）

浪花節、浪曲のこと。ナニワブシの略である。こういう略し方は、手妻（てづま・日本奇術）をツマというのと同じである。寄席に出るときは色物である。

●ぼーいず（ボーイズ）

歌謡漫談のことで、たいてい三人以上のチームが多い。戦前のあきれたぼういずからその名が生まれた。現在寄席では殆ど見られない。

●まくら（枕）

落語の本題に入る前のイントロ的なはなし。小噺を幾つか演る場合もあり、あるいは世相漫談調の場合もある。要はマクラで客の反応を伺うのと、本題に入りやすいようなムード作りの意味がある。

●まんだら

手ぬぐいのこと。扇子を〈かぜ〉、羽織を〈だるま〉、手ぬぐいを〈まんだら〉というのは落語界独自の符牒だから覚えておくと良い。〈まんだら〉はいろいろな色がまじっているところから斑であるというのと、仏教用語の曼荼羅から出たという二つの説がある。扇子と同じように落語演出上不可欠の小道具で、財布になり、手紙になり、煙草入れになり、丸めて徳利にもなる。普通の日本手ぬぐいを用いるが、折り方には細かいルールがある。

●まんだん（漫談）

大正末年、大辻司郎が命名したもので、世相スケッチなどとりとめのない話というようなところから漫画の漫の字から生まれたという。色物芸としては欠かせない芸である。

●めくり

お客に出演者の名前を知らせる目的で付けられた紙。たいてい高座の袖にある。〈めくり台〉に細長く垂れ下がっていて前座が一枚ずつめくっていく。ビラ字（寄席文字）で書かれていることが多い。

●モートル

博打のこと。

《や行》

●ゆうた

怪談噺の中で落語家が扮して出る幽霊のこと。

●よいしょ

幇間の様にお世辞や取り持ちの上手い人のこと。

●よみきり（読み切り）

芸人が病気をしたりして銛（よすけ）が必要になったとき、他の芸人たちが無料出演する興行のことで、一種のチャリティ。

《ら行》

●らくご（落語）

昔は落とし噺といって、明治以降に落語といった。それを演じる稼業の人が落語家。落語の演目はいわゆる古典落語と言われるものだけでも、寄席で三百題くらいは演じられている。この古典に対し作家による創作落語を新作落語。落語家自身の自作自演ものも多く、柳家金語楼、柳亭痴楽などが有名。落語の中の登場人物がそのまま楽屋の隠語になっている例もある。例えばお人好しで少々頭の回転の悪いのが〈与太郎〉。知らないのに知ったかぶりするのを〈酢豆腐〉とか〈やかん〉。平気で嘘をつく人を〈弥次郎〉。まずい芸を迷惑を顧みずするのを〈寝床〉。こまっちゃくれて人を食った子どもを〈真田小僧〉などという。それぞれ同名の落語から出ている。

●ろせん

男性自身のこと。あるいは男のこと。

《わ行》

●わこ

奥さんのこと。自分の女房ではなく仲間同士の女房を指すことが多い。

●わり（割り）

寄席の給金のこと。前座は決まった給金だが、二ツ目以上は歩合制で基本給は個人差がある。

その日の客の入りによって当然収入が違ってくる。

サゲについての一考察

落語にはサゲ（落ちともいう）がつきもの。ではサゲとはどんなものでいくつあるのか？古くからの研究と現代的発想による研究を披露しよう。

サゲは落語の生命

落語はむかし〝おとしばなし〟といった。おとすはなし……つまりサゲ、また落ちのあるはなし。江戸の頃にも「落語」と書いたものはあるが、これには〝おとしばなし〟とルビがふってある。〝らくご〟と音読するようになったのは、むろん明治になってからである。

元禄七年（一六九四年）の板の『正直話大鑑』という本に、「それ噺は一が落ち、二が弁説、三が仕方。ことに当世はいにしえの曽呂利など噺の風俗とはかわりて、軽口（かるくち）におかしくしどけなく、理をつめ下卑たようできゃしゃなり。まず落ちがわるうしてはつまらぬ」とあるように、落ちはいわゆる落語の生命とされる。

では落語のサゲは、どう分類されているのだろう？　一体いくつぐらいの種類があるのだろう？　ということは、落語ファンにとって、大変興味と関心があるに違いない。

落語家の人たちに聞いてみると〝いいサゲ〟〝悪いサゲ〟というような、ごく大雑把な言い方をする。が、いくつある、いくつでなければならないという言い方はしていない。落語研究家とか評論家という人たちが、折にふれて研究を発表しているが、その数は人により、また東京と上方によって違う。例えば昭和初め上方で活躍した三代目三遊亭円馬や二代目桂三木助は八種類に分類し、それを上方の落語研究家である渡辺均氏は十一種類に拡大し、東京の落語研究家の今村信雄氏は十二種類にしている。

上方の十一種類の分類

渡辺説（昭和十八年刊・落語の研究）によると、次のようになる。

①仁輪加（にわか）落ち　地口、口合い、言葉のシャレの受け渡しになって落ちるもの…つまり大阪の仁輪加式のオチになる。ダジャレで終わる場合が多い。

②拍子落ち　ちょうど芝居の幕切れで、ちょんと拍子木が入るときの、その音の呼吸になってオチる。落ち際の言葉は非常に少ないのを例とし、粗忽ものの話に多い。例『愛宕山』など。

③仕込み落ち　オチに必要な言葉をあらかじめ話の途中でよく聞かせておかないと、肝心のオチがわからないようなもの。つまり、オチの言葉を仕込んでおくところからこの名が出た。例『孝行唐』『今戸の狐』など。

④逆さ落ち　オチになる理屈の内容をそのまますっかり、初めに話しておく。仕込み落ちのよ

うに言葉だけでなく理屈まで紹介しておくのである。したがって実例は極めて少ない。例『死ぬなら今』。

⑤考え落ち　最後まで聞き終わって、なるほど理屈だなと思わせるようなオチ。理詰めでしかもとぼけているほうが面白い。小噺に多い。例『お仕立てどころ』など。

⑥回り落ち　まわりまわってまた元のところへ戻ってくるオチ。例はあまり多くない。例『猫』など。

⑦見立て落ち　見立て違いの甚だしさからくるおかしさがオチとなるもの。例『鳥差し』など。

⑧間抜け落ち　会話のはずみでつい釣り込ませて、そんな間抜けなことがありえるかというオチ。例『穴どろ』など。

⑨とたん落ち　最後のひとことで噺の全体の筋がうまくまとまるという最も粋なオチ。例『百年目』など。

⑩ぶっつけ落ち　お互いに言ってることが通じないでオチる。別々のことを言いながらそれでオチとなる。例『稽古屋』など。

⑪仕草落ち　言葉には出さないで仕草がオチとなる。見ている客でないとわからない。例『死神』『蒟蒻問答』など。

東京は十二種類に分類

東京の今村説（昭和三十二年刊・落語辞典）では、次のように分類している。

①考え落ち　よく考えてから笑えるオチ。つまり上方の⑤と同じ。
②地口落ち　地口やシャレのオチ。上方の①と同じ。
③回り落ち　回りまわって再び出発点に戻る落ち。上方の⑥と同じ。
④逆さ落ち　上方の解釈とは違い、物事が反対の結果になるオチ。上方の④と同じ。
⑤見立て落ち　見立て違いから起こる滑稽のオチ。上方の⑦と同じ。
⑥トントン落ち　調子づいてトントンと運び切って落とすようなオチ。上方の②と同じ。
⑦はしご落ち　数字の増減がオチとなる。あまり多くない。例『一目上がり』など。
⑧仕込み落ち　前もって説明しておいた言葉がオチになる。上方の③と同じ。
⑨間抜け落ち　上方の⑧と同じ。
⑩仕草落ち　形で見せるオチで上方の⑪と同じ。
⑪ぶっつけ落ち　上方の⑩と同じ。
⑫とたん落ち　上方の⑨と同じ。

東西二つの分類を比較すると、共通するのは「地口落ち（仁輪加落ち）」「仕込み落ち」「考え落ち」「回り落ち」「見立て落ち」「間抜け落ち」「とたん落ち」「ぶっつけ落ち」「仕草落ち」の十種で「逆さ落ち」については上方と東京の見解が異なり、「はしご落ち」は今村学説ということになる。

現代的な分類を考えてみる

もっと別なつまり現代的な分類がないか考えてみる。

こんなのはどうだろう。

①おとぼけ落ち　間抜け落ちのことである。〝間抜け〟というより〝おとぼけ〟といったほうがわかりやすいかもしれない。一番数も多くもっとも落語的なオチといえる。

たとえば『粗忽長屋』――

八と熊は長屋に住み、揃って粗忽者できこえる。あるとき八公が浅草で行き倒れの男を見ると、なんと熊公そっくり！さっき家を出るときは熊公は仕事が休みでたしかに家にいた。粗忽者だからこんなところで死んでいるのも気づかずに、家でのんびりしているに違いない。本人に知らせてやろうと長屋へ飛んで帰る。

はなしを聞いて熊公は驚き、さっそく浅草へ駆けつける。熊公、男泣きに泣きながら死体を抱き上げ、「この死人は俺に違いないが、抱いている俺は、いったい誰だろう」というサゲになる。

こんなバカバカしいことがあるはずはないと思いながらも、聞いている人は引き込まれていく。つまり〝おとぼけ落ち〟の代表といっていい。

②ダジャレ落ち　上方でいう仁輪加落ち、東京でいう地口落ちのことである。仁輪加（即興で演じる滑稽寸劇）とか地口（語呂合わせのシャレ）という言葉がもう通じにくい現在、ダジャレの方がわかりやすいだろう。このサゲは明解である。

たとえば『くしゃみ講釈』――

無愛想な講釈（講談）師が気に入らないから、常連の二人が困らせてやろうということになり、胡椒の粉を買いに行く。これを高座の前でいぶして、喋りの邪魔をしようというのである。ところが使いに行ったのがモノのわからない男で、胡椒を思い出すために、乾物屋の店先で「八百屋お七」のからくりをそっくりやり、あげくの果て唐辛子の粉を買ってくる。

さて、講釈師が上がり「太閤記」を始める。下から唐辛子の粉をくべてうちわであおぐので、高座はくしゃみの連発。下から野次る。上から「私の講釈に何ぞ故障でもあるのか」という。「こしょうがないから、唐辛子で間に合わせた」というサゲ。

胡椒と故障のシャレで、これは現代の人にも通じるが、中には時代とともに、まるで元の言葉がわからないために、サゲのシャレが通じなくなったものもある。例えば本書に収録した『大工調べ』のサゲは、〝細工は粒々（りゅうりゅう）仕上げはごろうじろ〟の地口で、〝大工は棟梁（とうりゅう）調べはごろうじろ〟となる。『三十石』のサゲも〝権兵衛コンニャクしんどが利（り）〟（骨おり損のくたびれもうけの意）の地口で〝権兵衛コンニャク船頭が利〟となる。両方とも現代では通じないので、そこまで演じられることは滅多にない。

③考え落ち　これは別に新しい用語にかえる必要はない。前二つに比べややハイセンスのサゲである。

たとえば『疝気の虫』――

ある医者が疝気の治療を研究している。そこへ疝気の虫というのが現れて、そばは大好物だが唐辛子の水は大の苦手。この水が腹の中を下ってくるときは、急いで別荘の中へ隠れるなどと話す。別荘とは〝金玉〟のことである。

病家へ行くと、亭主が疝気の発作で苦しんでいるので、医者はさっそくたくさんのざるそばを注文、ドンブリ一ぱいに唐辛子の水を用意して、まず病人の細君にそばを食べさせ、亭主とキッスをさせる。疝気の虫はそばのにおいに誘われて亭主の口から細君の口を伝わって腹中へ入る。苦しみだした細君に、唐辛子水を飲ませる。虫どもは驚いて「それ逃げろ、別荘へ隠れろ！」と慌てて腹中を下りそのままキョロキョロしながら、疝気の虫のおどろきよろしく高座を下りる。

つまり女性だから〝別荘〟から飛び出してしまったという連想に結び付くから演者が高座を下りたあとまで、客席に笑いがこもるわけだ。なんともおかしい。

④仕込み落ち　これも別の用語にする必要はない。

マクラや本題の中でサゲに必要なオチを仕込んでおくから、うっかり聞き漏らすとわからないことになる。また演者も「ここで仕込む」ということをはっきり言うわけではない。その仕込みも単純なものから複雑なものまである。

たとえばその複雑な仕込みで『今戸の狐』――

江戸時代の噺家で、良助というのが浅草の今戸の裏長屋に住んでいる。収入が少ないので今戸焼のキツネの彩色を内職にしている。向かいに小間物屋の女房がおり、これがむかし千住の女郎をしていた女性。千住は以前、小塚ッ原の処刑場があり骨がゴロゴロあったといわれ〝コツ〟と言われたところ。人呼んで〝コツのかみさん〟という。

一方、日本橋の中橋に住む三笑亭可楽という師匠は、なかなかの羽振りで、弟子が毎晩寄席のあがり（興行収入）を数えている。その銭の音を通りがかりの遊び人三次というのが、毎晩バクチをやっていると早合点して、ある日ゆすりに入る。

「チョボイチでもあるめいし、丁半でもなかろう。ははぁ、キツネだな」と弟子をつかまえて脅す。この場合の〝キツネ〟はバクチ用語。弟子はそれを知らないから「キツネを作っているのは今戸の良助のところですよ」と教える。三次はさっそく良助のところへ行くがキツネ違いでトンチンカンなやり取りになる。

「俺のいうのは、こんな今戸焼のキツネじゃねえ。コツのサイ（骨でつくったサイコロ）だ」

「えッ、コツのサイならお向かいのおかみさんでございます」というサゲ。

サゲそのものはダジャレ落ちであるが、〝キツネ〟〝コツ〟などを前にことわっておかないと事件の結末がぼやける。このはなし、実在の人物の出てくる風俗落語としても異色である。

このほか、一連の〝廓ばなし〟も吉原とか廓とかいうものがなくなった現在、その説明にかなり演者は気を配る。だから『お茶汲み』『お見立て』なども、一種の仕込み落ちと考えられるようになった。

以下はテレビ的なサゲのご紹介。

⑤一発落ち　ぶっつけ落ちである。よく〝ぶっつけ本番〟などという。つまり、サゲのひとことでピシっと決まるあたり、一発勝負の要領で、一発落ち。

たとえば『親子酒』――

父親がベロベロになって戻ってきて「倅はどうした?」とききき、「しょうがねえ奴だ。毎晩酒ばかりくらってる。今夜はみっちり意見してやろう」。

しばらくして倅もベロベロで帰ってくる。

「そんな、顔が六つも七つもある奴にはこの身代は譲れない」と叱ると、倅も、

「こんなグルグル回る家はいらねえ」というサゲ。

この種の落語は最も粋であり、ほかのサゲではパンチがきかない。

〝とたん落ち〟や〝拍子落ち〟もこの中に入れてもいいのかもしれない。

⑥ジェスチャア落ち　仕草落ちのことである。
たとえば『狸賽（たぬさい）』――

狸がサイコロに化ける。壺皿を伏せる、自分が張った目を口ずさむと中で狸がその通りの目を出すので大儲けする。やっているうちに仲間が気づいて、目を口ずさんではいけないと注意する。困った男、五の目のかわりに「梅鉢だぞ、天神様だぞ」とつぶやいて皿をあけると、狸が冠をかぶって、笏（しゃく）を持って立っていた…というサゲ。五代目小さんが十八番にしていたが、サゲのところは狸が天神さまになった仕草で終わる。つまりジェスチャアでサゲを示すわけだ。『蒟蒻問答』という落語も形で見せて終わるから、このジェスチャア落ちとなる。最もテレビ的なサゲといっていい。
⑦ダブル落ち　数ある落語の中には、いろいろなオチの要素がミックスしているのもある。一つ二つ、あるいは三つという〝ダブった落ち〟もかなりある。
たとえば『金明竹』――。

道具屋の小僧の与太郎は、何をやってもハンチクで失敗ばかりしている。主人の留守中に、上方弁で早口の男が使いに来て、いろいろ口上を述べる。与太郎まるでわからない。使いが帰ったあとへ主人が戻ってくる。

「あのォ仲買いの弥一さんが、気が違ったそうです」

「えッ、気が違った？」

「ええ、おんばさんをズンド斬りにして、ノンコのシャアでタクアンとインゲン豆でお茶漬けを食べて、長船へ乗って、遠州から兵庫へ行って、屏風を立てて、坊さんと寝たり、その挙げ句に古池に飛び込んだそうです」

「そりゃ大変だ。あの男には道具の七品を買うように頼んであったが、買ったかしら?」

「いいえ、カワズに飛び込みました」というサゲ。

蛙(かわず)…買わずを掛けた地口落ちであるが、前にいろいろ仕込みであるから仕込み落ちにもなり、ぶっつけ落ちをも兼ねている。だから〝ダジャレ落ち〟プラス〝仕込み落ち〟プラス〝一発落ち〟のトリプルパンチということになる。

⑧ちょん切れ落ち　これも新造語であるが、近頃の落語は時間の関係もあり、また本来のサゲが難解のため、はなしの途中でちょん切って終わることがある。それなりにサゲを工夫してあるものもあるが、「××の半ばでございます」などと切ることがある。落語とは〝サゲのあるはなし〟という解釈からすればおかしいが、新しい演出としてはうなずける。

たとえば『品川心中』——

品川の女郎のおそめというのが、貸本屋の金蔵に心中を持ちかけサッサと段取りを決めて裏の海へ行く。金蔵が先に飛び込んだとき、追手が来ておそめに金の工面が出来たと告げるので、おそめは死ぬのをやめて引き上げる。品川の海は遠浅なので金蔵も這い上がり、濡れねずみのまま芝の親方のところへ駆け込む。

家の中ではバクチが始まっていて「そら、お手入れだ」というので、一同大慌てであちこちへ逃げ隠れる。その処置のおかしさの中で終わる。ひとり泰然としていたのがいるので「さすがは元お侍だ」と褒めると「いや、とうに腰が抜けました」でサゲる人もあるが、あくまで動きの途中ではなしをちょん切った感じはいなめない。

この『品川心中』には更に後編があり、金蔵のはなしを聞いた親方が、金蔵の弟に仕立てて、おそめのところへ乗り込む。脅したり怖がらせたりしたあと、おそめに髪を切らせる。そこへ金蔵が押入れの中から出る。

「まあひどい、わたしを坊主にして。明日から商売が出来ないじゃないか」

「いやお前があんまり客を釣るからビクにしたんだ」というサゲになる。

釣った魚を入れる〝ビク〟と、女の坊さんの〝比丘尼〟の地口がサゲとなっているわけだ。後半は陰気になるのと、またサゲもピンとこないので、前半のアクションのところで終わるような演出になりいつの間にやら消えてしまった。後半だけ『仕返し』の題で演じられることもある。

⑨付録落ち　〝回り落ち〟〝逆さ落ち〟〝見立て落ち〟〝はしご落ち〟というサゲは類例があまり多くないので、メインより外してひっくるめて〝付録落ち〟としたらどうだろう。

編者略歴

小島 豊美（こじま・とよみ）

文筆家。古地図・地域史研究者。
父は演芸評論家の小島貞二。「ひらけ！ポンキッキ」などで子供むけ音楽をプロデュース。『ご存じ古今東西噺家紳士録』（2005年、APPカンパニー）を製作。『古今亭志ん生名演大全集』（2005年、ポニーキャニオン）を監修。

健康落語シリーズ

ストレス軽減に効く落語

2019年1月25日　第1刷発行

編　　集／小島豊美
監　　修／結城俊也
　絵　　／なかのりか
発 行 者／大高利夫
発　　行／日外アソシエーツ株式会社
〒140-0013 東京都品川区南大井6-16-16 鈴中ビル大森アネックス
電話 (03)3763-5241（代表） FAX(03)3764-0845
URL　http://www.nichigai.co.jp/
発 売 元／株式会社紀伊國屋書店
〒163-8636 東京都新宿区新宿 3-17-7
電話 (03)3354-0131（代表）
ホールセール部（営業）電話 (03)6910-0519

印刷・製本／株式会社平河工業社

《中性紙H-三菱書籍用紙イエロー使用》

ISBN978-4-8169-2761-4　　Printed in Japan,2019